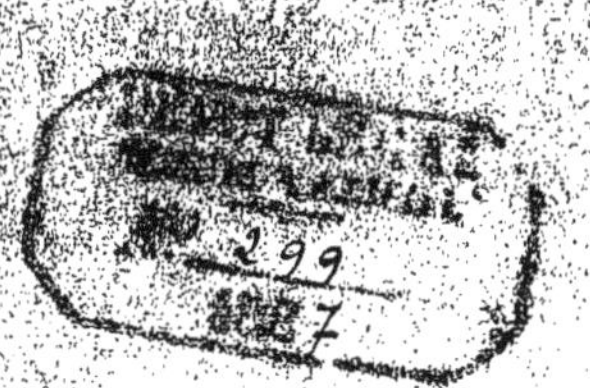

DU TRAITEMENT

DES

TUMEURS ÉRECTILES

ET EN PARTICULIER

DE LEUR

EXTIRPATION AU THERMO-CAUTÈRE

PAR

Le Docteur Léon-Antonin LÈNEZ

EX-AIDE DE CLINIQUE A LA FACULTÉ DE MÉDECINE

MÉDECIN STAGIAIRE AU VAL-DE-GRACE

———— ✳ ————

NANCY

IMPRIMERIE PAUL SORDOILLET

51, rue Saint-Dizier, 51

—

1887

DU TRAITEMENT

DES

TUMEURS ÉRECTILES

NANCY — IMP. PAUL SORDOILLET

DU TRAITEMENT

DES

TUMEURS ÉRECTILES

ET EN PARTICULIER

DE LEUR

EXTIRPATION AU THERMO-CAUTÈRE

PAR

Le Docteur Léon-Antonin LÈNEZ

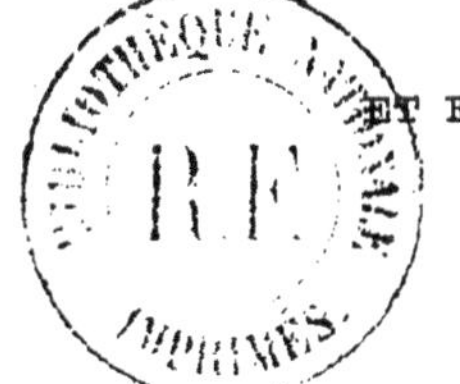

EX-AIDE DE CLINIQUE A LA FACULTÉ DE MÉDECINE

MÉDECIN STAGIAIRE DU VAL-DE-GRACE

————×————

NANCY

IMPRIMERIE PAUL SORDOILLET

51, rue Saint-Dizier, 51

—

1887

INTRODUCTION

S'il est, dans le domaine chirurgical, une affection dont la thérapeutique ait mis à l'épreuve l'ingéniosité et le savoir-faire des chirurgiens, c'est assurément celle des tumeurs érectiles ou angiômes. On peut presque dire que chacun de ceux qui ont entrepris le traitement de cette affection a apporté une méthode nouvelle ou un nouveau procédé, a varié le manuel opératoire des mothodes et procédés déjà en vigueur, en a ressuscité d'autres tombés dans l'oubli.

On est étonné, lorsqu'on parcourt les écrits publiés sur cette matière, de la quantité innombrable de moyens de traitement qui ont été préconisés contre les tumeurs vasculaires. Au premier abord, tous ces procédés semblent différer essentiellement les uns des autres et constituer, chacun, une méthode particulière sans point de contact avec ses voisines ; mais, en réalité, si l'on considère, non pas la méthode elle-même, mais le but, on voit que tous ces moyens, dérivés les uns de l'empirisme, les autres du raisonnement, d'autres enfin, de l'expérimentation, se classent, en définitive, en deux ou trois méthodes qui ont pour but :

l'une, la modification du tissu pathologique qui constitue l'angiome; l'autre, l'atrophie pure et simple de ce tissu; une troisième enfin, sa destruction ou son ablation tout comme s'il s'agissait d'une tumeur maligne, d'un sarcome ou d'un carcinome. Mais alors, pourquoi cette variété infinie de moyens employés? Il semble, en effet, que, pour chaque cas particulier, l'opérateur ait, en quelque sorte, été obligé d'inventer un procédé nouveau ou tout au moins de modifier un procédé déjà employé et décrit. Ceci tient à ce que les tumeurs érectiles peuvent affecter toutes les formes, siéger en n'importe quel point du corps, présenter des caractères de structure anatomique, des rapports avec les tissus et organes voisins absolument différents. Les unes seront superficielles et même cutanées, les autres seront profondes jusqu'à occuper l'intérieur des os et des viscères; les unes seront nettement circonscrites et isolées à la façon d'un kyste ou d'un lipome, les autres seront diffuses, en quelque sorte infiltrées a la façon d'un encéphaloïde ou d'un sarcome végétant. Il en résulte que l'on a bien des méthodes fondamentales de traitement basées sur des principes généraux mais, en particulier, telle méthode, applicable en un cas, ne l'est pas dans l'autre, soit que la tumeur ait un siège différent, soit que, tout en ayant la même situation que telle autre, opérable par un procédé déterminé, elle en diffère par sa structure et exige un autre procédé. Celui-ci, à son tour, peut différer essentiellement du premier; il peut, au contraire, n'en différer que par son manuel opératoire et être basé sur le même principe thérapeutique. Ainsi, telle tumeur érectile sera justiciable de l'excision, tandis que telle autre, anatomiquement identique, exigera, en raison de son siège, un autre mode de traitement.

Tel angiome pourra être traité par l'injection coagulante, tel autre, tout en occupant la même région, ne le pourra pas, en raison de ses connexions vasculaires, et relèvera de l'électrolyse qui repose, comme l'injection, sur le principe de la coagulation du sang.

On croira tout d'abord voir là deux modes de traitement essentiellement différents; ce ne sont, au fond, que des variétés d'une même méthode.

Voilà pourquoi nous disions que les moyens de traitement des tumeurs érectiles ne sont si nombreux qu'en apparence; et cette variété très grande n'implique pas leur inefficacité, car chacun d'eux compte des succès à son actif. Elle est seulement l'expression de la variété de formes, de siège et de structure que présente l'affection contre laquelle ils sont dirigés.

La connaissance des tumeurs érectiles et les premiers efforts tentés pour leur guérison datent de loin. Il semblerait donc que tout ait été dit sur ce sujet, que tout ait été tenté contre cette affection. C'était à qui inventerait un nouveau moyen de traitement; bien des méthodes ont surgi qui n'ont eu qu'un succès éphémère, d'autres, oubliées depuis longtemps, ont été, pour ainsi dire, exhumées de leurs cendres et remises en honneur, ce qui prouve bien que l'on avait eu tort de vouloir instituer une méthode unique, applicable à tous les cas et qu'il fallait, au contraire, avoir à sa disposition plusieurs procédés parmi lesquels on pût faire son choix suivant le cas particulier.

Mais cependant, il était à supposer que, parmi tous ces procédés, il en était un ou deux peut-être qui, sans être applicables à la totalité des cas, pouvaient du moins être employés dans la majorité d'entre eux.

C'est en partant de cette idée et après avoir assisté pendant notre internat dans le service de M. le professeur Gross, à la cure de tumeurs érectiles par l'extirpation à l'aide du thermo-cautère ou par l'électrolyse, que, frappé des avantages de ces deux procédés, nous avons été amené à étudier le traitement des tumeurs érectiles.

Nous avons vu alors que, conformément à notre hypothèse, les chirurgiens actuels s'accordent à considérer l'extirpation des angiomes comme le procédé le meilleur, applicable à la majorité des cas ; et encore ne parlent-ils que de l'extirpation au bistouri qui, à côté d'avantages nombreux et incontestables, présente des inconvénients, sinon des dangers.

Il nous a paru utile de choisir comme sujet de notre thèse inaugurale l'étude d'un procédé qui, ayant tous les avantages de l'extirpation au bistouri, n'ait aucun de ses dangers ou tout au moins atténue dans une forte mesure ceux qui sont inhérents à la nature même de l'affection à laquelle on s'attaque.

Nous appellerons donc plus particulièrement, dans notre travail, l'attention des chirurgiens sur l'extirpation des tumeurs érectiles à l'aide du thermo-cautère, procédé peu connu, encore moins employé, que nous croyons cependant appelé à rendre de grands services. Nous traiterons aussi un peu longuement de l'électrolyse, que nous voyons journellement employer à la clinique de notre maître.

Voici d'ailleurs le plan que nous adoptons : dans un premier chapitre, nous rappellerons brièvement l'histoire du traitement des angiomes, puis nous étudierons l'anatomie pathologique de ces tumeurs en nous plaçant plus particulièrement au point de vue de leur siège et de leurs rapports vasculaires et autres avec les tissus et organes circonvoisins. Enfin, après une revue critique rapide des autres méthodes de traitement usitées contre les tumeurs érectiles, nous étudierons l'électrolyse et surtout l'extirpation au bistouri, qui nous amènera naturellement à l'étude de l'extirpation au thermo-cautère.

Nous sommes heureux, en dédiant ce travail à notre éminent et vénéré maître, M. le professeur Gross, de lui témoigner ici publiquement notre profonde reconnaissance pour la haute bienveillance dont il nous a toujours honoré pendant le temps, trop court, à notre gré, que nous avons passé dans son service, comme externe, puis comme interne.

Nous avons contracté envers lui une dette dont il nous sera difficile de nous acquitter.

Merci à notre excellent chef de clinique, M. le professeur agrégé Vautrin, de l'intérêt et de la sympathie dont il a toujours fait preuve à notre égard.

Témoignons aussi notre reconnaissance à tous nos maîtres de la Faculté de médecine ; nous serons toujours fier de dire que ce sont eux qui nous ont initié à cette science médicale si belle et si vaste.

CHAPITRE PREMIER

Historique.

Il faut remonter jusqu'à *Vidus Vidius* et *Ambroise Paré* (seconde moitié du XVIe siècle), pour trouver la première indication anatomique et thérapeutique relative aux tumeurs vasculaires en général. Amb. Paré indique déjà comme traitement la ligature multiple sous des épingles pour détruire ces tumeurs de naissance qui tombent alors, « n'ayant plus de nourriture et de vie » ; il distinguait les taches de naissance curables et d'autres incurables et attaquait les premières par l'excision et la ligature. (Edit. Malgaigne, t. II, p. 680.)

Dans son traité des maladies chirurgicales, J.-L. Petit rapporte une observation de tumeur vasculaire traitée par la ligature en masse (t. I, p. 200, Paris, 1783). Il préconise l'excision par le bistouri, pose le premier les règles de cette opération et en indique les dangers. Il recommande expressément de dépasser avec l'instrument tranchant les limites apparentes du mal d'au moins un centimètre (*Œuvres posthumes*, t. I, p. 235, anno 1783), et, parlant de l'hémorrhagie qui, à cette époque plus qu'aujourd'hui, constituait le principal danger de l'excision, il dit : « L'hé-
« morrhagie n'arrive que quand l'opération a été mal faite ...
« pour guérir le malade il faut couper au-dessous tout ce qui
« fait le plancher de la plaie. » (*Traité des maladies chirurgicales*, 2e édit., 1790, t. I, p. 276.) Cette règle opératoire

est demeurée telle que l'avait formulée l'illustre chirurgien.

En 1806, le chirurgien anglais Abernethy préconise la compression pure et simple. Il obtint, dit-il, une guérison par l'application de compresses imbibées d'eau de roses et d'une solution d'alun. Mais le procédé par compression est antérieur à Abernethy, il est dû à un chirurgien anglais dont le nom est resté inconnu. (Follin, *Path. ext.*, t. I, 1861.)

En 1809, Travers lia la carotide primitive pour une tumeur érectile de l'orbite et guérit son malade.

La ligature des troncs artériels afférents est de nouveau mise en honneur en 1815 et 1819 par John Bell et Hodgson qui recommande également l'extirpation suivant les règles posées par J.-L. Petit dans le cas de tumeur circonscrite. (*Th. de Guillemin,* Nancy, 1883.)

Jusqu'ici on n'avait songé à traiter les tumeurs vasculaires que par des moyens sanglants et expéditifs, soit en les enlevant à la façon d'un néoplasme malin, soit en les attaquant dans la source même de leur nutrition, c'est-à-dire en liant les vaisseaux afférents.

Ce fut un chirurgien italien, Monteggia, qui eut le premier l'idée de guérir les tumeurs vasculaires en introduisant dans leur intérieur des liquides capables d'amener, soit par cautérisation, soit par coagulation du sang, une modification de leur tissu, telle que ce tissu devînt en quelque sorte imperméable à l'afflux sanguin. Cependant il ne considérait pas ce moyen comme suffisant à lui seul, il ne le proposait en 1813 que comme adjuvant de la méthode de Brasdor dans le traitement des anévrysmes. Il conseillait d'injecter de l'alcool, de l'acétate de plomb, du tannin, etc. Mais Monteggia ne mit pas son projet à exécution. Néanmoins le principe de la méthode était posé et il entrait définitivement dans la pratique en 1828, époque où Lloyd, chirurgien de l'hôpital Saint-Barthélémy de Londres, communiqua à la Société médicale de Westminster son procédé pour le traitement des tumeurs érectiles. Il injectait à l'aide d'une seringue d'Anel une solution d'acide nitrique dans la proportion de 3 à 6 gouttes pour 3 grammes d'eau. Il eut quelques succès, mais son dernier malade succomba.

Après lui, Delpech employa l'alcool en injection ; plus tard Velpeau préconisa la teinture d'iode.

En 1841, Bérard modifia le traitement en l'associant à l'acupuncture et choisit le nitrate acide de mercure.

C'est en 1845 que le perchlorure de fer fut conseillé pour la première fois dans le traitement des anévrysmes par Lallemand, et, malgré de graves accidents produits par l'emploi de ce liquide, il semblait devoir rester dans la pratique, lorsque Th. Anger, à la recherche d'une substance qui, tout en conservant les propriétés coagulantes du perchlorure de fer, n'en eût pas les inconvénients, c'est-à-dire dont l'injection dans le tissu interstitiel des tumeurs érectiles ne fût pas susceptible d'irriter ce tissu au point de produire des eschares ou des abcès, sans parler d'accidents plus graves, employa en 1869, sur le conseil de Nélaton, la liqueur de Piazza en injection dans une tumeur érectile. C'est ce dernier liquide que Didier préconise dans sa thèse inaugurale (Paris, 22 mars 1887) d'après la pratique de M. de Saint-Germain.

La cautérisation potentielle des angiomes était connue et vantée par Fabrice de Hilden, Hodgson, Guthrie, c'est-à-dire longtemps avant que Lloyd n'introduisît la méthode des injections coagulantes, mais elle était généralement repoussée par la plus grande partie des chirurgiens français quand parut, dans les *Archives de médecine* de 1834, un travail de Tarral faisant connaître les résultats obtenus en Angle-

terre au moyen de cette méthode, par Wardrop et Law-
rence, qui lui donna droit de cité dans la thérapeutique
chirurgicale.

Il fait de l'emploi des caustiques un très grand éloge et
l'élève au dessus de toutes les autres méthodes. L'agent
qu'il préconise est la potasse caustique qu'il appliquait à la
surface de la tumeur. Depuis cette époque, la méthode de
la cautérisation potentielle a été remaniée et variée de bien
des façons. A la potasse caustique on substitua d'autres
agents, tels que la pâte de Canquoin, le perchlorure de fer
concentré, le caustique de Filhos, etc. Au lieu d'appliquer
le caustique à la surface de la tumeur, on circonscrivit celle-
ci par des flèches, on introduisit dans son intérieur des fils
imprégnés de la substance active, on traça des sillons que
l'on comblait ensuite avec la pâte de Vienne ou un autre
agent. M. Herrgott eut l'idée ingénieuse d'introduire, au
lieu de fils imprégnés, le caustique lui-même formant séton dans le tissu de la tumeur. Il employa, à cet effet, la
pâte de Canquoin introduite sous forme de vermicelles au
moyen d'un trocart explorateur ; c'est ce qu'il appelle la
cautérisation tubulée. (*Gaz. méd. de Strasbourg,* 1868, p.66.)

Il y eut des succès obtenus par ces divers procédés, mais
il y eut aussi des accidents. Et la méthode semble, de nos
jours, être quelque peu tombée en discrédit.

Parallèlement à la cautérisation potentielle des angiomes,
vantée par Tarral, et en même temps qu'elle, Dupuytren
(*Leçons cliniques,* 1834, t. IV, p. 33) préconisait la cautérisation immédiate qui consiste à enfoncer au sein de la
tumeur la pointe du cautère rougie à blanc. C'est la cautérisation ignée.

Un peu plus tard, en 1837, Carron du Villars (*Bull. de
Thérapeutique,* t. XII) modifia le procédé en chauffant avec
une bougie de longues aiguilles à insectes introduites dans

l'épaisseur des tumeurs érectiles ; mais disons tout de suite que ce procédé, désigné sous le nom d'ignipuncture, était déjà connu et employé par les chirurgiens-barbiers du temps d'Amb. Paré, qui introduisaient de fins fils de fer ou d'acier et les chauffaient au plus près en les saisissant entre les branches rougies d'un fer à friser. La galvano-caustie thermique, le séton galvanique employé en Allemagne par Middeldorpf ne sont que des modifications légères de l'ignipuncture, c'est toujours de la cautérisation ignée : la source de chaleur est seule différente.

Toujours vers la même époqué, prenait naissance un procédé qui, dès l'abord, ne semblait pas différer de la galvano-caustie dont nous venons de parler, et dont le véritable mode d'action ne devait être connu et efficacement appliqué que bien longtemps après avec Ciniselli de Crémone. Nous voulons parler de la galvano-caustie chimique autrement dit de l'électrolyse.

Nous ne pouvons mieux faire que de reproduire ici l'historique qu'en trace M. le D^r Stœber, *in Revue méd. de l'Est*, 1878, t. I.

« En 1835, dit-il, Pravaz et Guérard songèrent les pre-
« miers à appliquer la galvano-puncture à l'oblitération des
« anévrysmes situés dans les régions externes : les résul-
« tats furent douteux.

« En 1841, le Dr Gustave Crusell, de Saint-Pétersbourg,
« publia sur ce sujet un ouvrage qui fut suivi de trois sup-
« pléments en 1842 et 1843, puis d'une foule de notes adres-
« sées aux Académies des sciences de Paris et de Saint-
« Pétersbourg.

« Déjà avant les travaux de Pravaz et de Crusell, la mé-
« thode électrolytique avait été employée par Fabré Pala-
« prat, mais l'action cautérisante y est attribuée à un effet
« thermo-électrique et non à sa véritable cause.

« En 1847, M. le professeur Simonin, opéra et guérit un
« anévrysme faux primitif du pli du bras en utilisant l'ac-
« tion décomposante du courant de la pile. . . . .

« Tous les auteurs dont nous venons de rappeler les tra-
« vaux n'ont évidemment entrevu que d'une manière
« confuse les ressources de l'électrolyse. . . . .

« Ils ont tous partagé l'erreur, commune à cette époque,
« de croire que les eschares n'étaient dues qu'à l'action
« calorifique du courant. C'est à Ciniselli de Crémone que
« revient l'honneur d'avoir redressé l'erreur de ses devan-
« ciers . . . .

« En 1860, il fit à la Société de chirurgie de Paris, une
« communication très importante où il dit entre autres que
« les cautérisations par l'électricité ne se forment pas exclu-
« sivement par l'action calorifique. Deux années après,
« Nélaton, détruisit un polype naso-pharyngien, par la
« méthode électrolytique. »

Cette méthode a passé par des fortunes bien diverses :
d'abord préconisée à l'exclusion de toutes les autres, elle
fut ensuite presque abandonnée pour être remise en honneur, principalement par MM. Monoyer et Gross, en 1877
(*Mémoires de la Soc. de Méd. de Nancy*, p. LXII) et maintenue, depuis lors, au rang qu'elle nous semble devoir
occuper dans la thérapeutique des tumeurs érectiles. Nous
voyons, en effet, M. le docteur Delore (*Gaz. méd. de Paris*,
1884, p. 481) recommander l'électrolyse comme un excellent
procédé applicable à la plupart des tumeurs érectiles, infini-
ment supérieur aux autres « car, dit-il, elle est extrêmement précise. On peut attaquer les vaisseaux les plus fins
et les plus déliés et elle laisse aussi peu de cicatrices que
possible. »

Quelques années auparavant, vers 1820, et dans le même
ordre d'idées, c'est-à-dire pour provoquer une modification

du tissu érectile en déterminant à son intérieur la production de tissu cicatriciel ou l'oblitération des vaisseaux, on avait eu recours à la vaccination de la tumeur. C'est à la suite de la guérison d'un nœvus, due au hasard, que des chirurgiens anglais Hodgson, Earle, etc., songèrent à appliquer la vaccine au traitement des tumeurs érectiles ou plus exactement des taches de naissance, car on ne croyait pas pouvoir l'employer pour les tumeurs occupant toute l'épaisseur de la peau et le tissu cellulaire sous-cutané.

En 1840, M. Simonin l'applique sans succès à une tumeur érectile de la région temporale : en 1857, nous voyons Nélaton (*Union méd.*, p. 258) se louer beaucoup de la vaccination non seulement pour les nœvi superficiels, mais encore pour les tumeurs érectiles; et, afin d'atteindre celles-ci dans la profondeur, il les traverse avec des sétons imprégnés de virus vaccinal.

La vaccination tombe après cela dans l'oubli pour être ensuite remise en honneur par Dubreuilh (*Th. de Dumbravenu*, Paris, 1870) et surtout par Marjolin (*Bull. de la Soc. de chir. de Paris*, 1873, t. II, p. 441) et Tillaux. Combattue à cette époque par MM. Blot et Chassaignac *(loc. cit.)* qui la déclarent impuissante contre les tumeurs, elle est à peu près abandonnée aujourd'hui ou tout au moins n'est appliquée qu'au traitement des taches.

A partir de 1845, après avoir essayé tous ces procédés de destruction indirecte des tumeurs érectiles, on revient aux procédés expéditifs, c'est-à-dire à l'ablation, en rendant celle-ci aussi peu sanglante que possible, grâce aux moyens nouveaux qu'avait conquis la chirurgie dans l'intervalle de temps qui s'était écoulé depuis J.-L. Petit. C'est ainsi, qu'en 1847, Crusell applique l'anse galvano-caustique à l'extirpation des tumeurs érectiles. Quelques années plus tard J. Marshal, à Londres, et Hilton, à Guy's Hospital, sans connaître

les expériences du chirurgien de Saint-Pétersbourg, opé
raient les nœvi par le même procédé. (*Th. de Paris*, 1876
Duliou.)

En 1856, Chassaignac publie son traité de l'écrasement
linéaire, ainsi que plusieurs observations de tumeurs érectiles traitées et guéries par cette méthode.

Mais, malgré les succès obtenus à l'aide de l'anse galvanique et de la chaîne d'écraseur employées séparément ou
combinées, on fait de nouveau un pas en arrière et on reprend
la méthode primitive, celle de J.-L. Petit, l'extirpation au
bistouri qui grâce aux moyens nouveaux d'hémostase rapide
ne présentait plus les inconvénients et les dangers qui
l'avaient d'abord fait délaisser. Et aujourd'hui nous voyons
les chirurgiens français et étrangers, Verneuil, Trélat,
Terrillon, etc., etc., employer et préconiser de préférence à
toute autre méthode, l'extirpation que vantaient déjà vingt ans
auparavant, Chassaignac, Decès et Sédillot en 1857 et 1868.

L'extirpation au thermo-cautère, conseillée par Verneuil
en 1881, employée par notre maître, M. le professeur Gross,
en 1884, est une heureuse modification et un perfectionne-
ment de l'extirpation au bistouri.

Dans ce court exposé historique, nous n'avons pas eu
l'intention de tracer l'histoire de chaque procédé en particulier, nous avons seulement voulu montrer les grandes
phases du traitement des angiomes. On ne peut pas diviser
cette histoire en périodes distinctes, car on voit surgir en
même temps des méthodes nombreuses et différant les unes
des autres tant par leurs procédés que par leur principe.
Elles se succèdent et se remplacent sans que l'on puisse
saisir entre elles aucun lien logique et scientifique.

En examinant cet aperçu historique à un autre point de
vue, on voit qu'ici, contrairement à d'autres affections chirurgicales telles que l'épithélioma, le traitement des

tumeurs érectiles n'a guère profité de la connaissance plus approfondie de la structure anatomique et des conditions de développement de ces tumeurs. Les méthodes fondamentales sont restées ce qu'elles étaient dans le principe, le manuel opératoire seul a changé à mesure que la chirurgie perfectionnait ses moyens et l'on peut dire que le fondement de la thérapeutique des tumeurs érectiles est aujourd'hui ce qu'il était au temps d'Amb. Paré et de J.-L. Petit : les méthodes sont les mêmes, le manuel opératoire seul s'est modifié en se perfectionnant.

CHAPITRE II

Anatomie pathologique.

Avant d'entreprendre l'étude des différentes méthodes de traitement des tumeurs érectiles, nous croyons utile de rappeler en quelques mots l'anatomie pathologique de ces tumeurs en nous plaçant surtout au point de vue de leur siège et de leurs rapports avec les vaisseaux qui les alimentent et les tissus ou organes qui les avoisinent. Ce point de vue, un peu exclusif, nous paraît plus immédiatement utile pour la clinique et la thérapeutique de ces tumeurs qu'une étude histologique pure qui ne peut intéresser que la pathologie.

Chassaignac, dans son *Traité de l'écrasement linéaire* (1856, p. 508), divise les tumeurs érectiles en cutanées, sous-cutanées et profondes. Elles peuvent être artérielles ou veineuses ou bien artérielles et veineuses à la fois. Voici d'ailleurs la description claire et précise qu'il en donne : « Eu égard à leur mode de communication soit avec
« le système vasculaire général, soit avec les vaisseaux
« voisins du lieu où elles se trouvent, les tumeurs érec-
« tiles présentent des différences très notables.

« La plus grande partie n'offrent pas, d'une manière évi-
« dente, de communications spéciales et manifestes avec le
« système circulatoire général, c'est un foyer dont les sour-
« ces d'alimentation sont presque cachées pour ainsi dire.

« D'autres tumeurs érectiles sont accompagnées de vari-

« cosités artérielles et veineuses qui convergent vers ces
« tumeurs et qui semblent constituer leur principale source
« d'alimentation. D'autres enfin, sans offrir de varicosités
« artérielles ou veineuses circonvoisines, paraissent être
« sous la dépendance spéciale d'un tronc artériel normal,
« peut-être un peu accru, mais qui, en définitive, se subor-
« donne tellement à la tumeur, que, suivant qu'il est com-
« primé ou qu'il ne l'est pas, les battements s'éteignent dans
« la tumeur ou y reparaissent. »

Roux avait admis des tumeurs, des artérioles, des veinules et des capillaires, des troncs artériels et des troncs
veineux, en tout cinq variétés. Gerdy en comptait sept.
Cruveilhier n'en reconnaît qu'une seule : les *tumeurs artérielles capillaires*.

Pour Cornil et Ranvier, il en existe deux : les *angiomes
simples*, dans lesquels les vaisseaux de formation nouvelle
ne diffèrent en rien des artérioles, des veinules ou des
capillaires normaux, et les *angiomes caverneux*, où le sang
circule dans un système lacunaire analogue au système
caverneux des organes érectiles. (*Traité d'histologie normale
et path.*, t. I.)

Enfin Broca (*Traité des tumeurs*, 1869, t. II) divise les
tumeurs érectiles en *veineuses* et *artérielles*.

Avec M. Eug. Bœckel (*Dict. de Jaccoud*, t. XIII, p. 733),
nous admettrons une espèce unique de tumeurs érectiles,
l'*angiome capillaire*, dont l'angiome caverneux n'est qu'une
variété. Ces angiomes, dits capillaires, ne sont pas cons-
titués par une simple dilatation des capillaires. c'est une véritable hypertrophie de ces vaisseaux qui deviennent cylin-
driques avec des renflements variqueux par places. Ils ont
un volume assez égal en général, et, plus l'angiome est
ancien, plus ils deviennent larges et irréguliers. Ils sont
séparés les uns des autres par une couche de tissu con-

jonctif fibrillaire dont l'épaisseur varie suivant les cas. Notion importante à connaître, car c'est sur l'existence de ce tissu conjonctif et sur ses modifications que sont basés les procédés qui ont pour but l'atrophie et la transformation des tumeurs érectiles.

Les angiomes caverneux se rapprochent par leur structure des tissus érectiles normaux, tels que le corps spongieux, les corps caverneux de la verge. Au lieu d'un plexus de capillaires on trouve des aréoles plus ou moins larges et régulières. « On peut admettre, dit M. Bœckel, que ces « dernières résultent de la dilatation progressive de capil- « laires préexistants. Leurs parois se tassent, s'amincissent « et s'organisent en tissu fibreux. La dilatation allant tou- « jours en augmentant, il y a résorption des cloisons inter- « médiaires et l'on a l'angiome caverneux proprement dit. »

Plus loin il ajoute : « En somme on peut considérer l'an- « giome caverneux comme un second degré de l'angiome « capillaire simple et il me paraît probable que toute tumeur « érectile commence primitivement par la forme capillaire « et n'arrive qu'ultérieurement à la forme caverneuse. » (P. 736.)

Par rapport aux tissus ou organes voisins les tumeurs érectiles sont tantôt diffuses, tantôt circonscrites, nettement délimitées à la façon d'un kyste, d'un fibrome, enveloppées par une membrane ou coque cellulo-fibreuse. Les angiomes circonscrits sont ordinairement des angiomes caverneux ; ils peuvent augmenter de volume par la dilatation de leurs aréoles, mais ils n'envahissent plus de nouvelles portions de tissu, ils se bornent à les refouler. Les tumeurs diffuses sont des angiomes en plein développement, sans ligne de démarcation précise ; ils envahissent rapidement les organes avec lesquels ils sont en contact ; ils s'infiltrent de proche en proche à la façon d'un néoplasme malin, détrui-

sant les tissus, muscles, nerfs ou os et se substituant à eux.
M. Gross observa un jour un angiome diffus de la face qui
progressa avec une rapidité telle qu'il est porté à admettre
que dans certains cas il peut se faire une combinaison de
l'angiome avec quelque néoplasie maligne, le sarcome par
exemple. (Voir obs. X, chap. V.)

Comme siège histologique, les angiomes débutent le plus
souvent dans la peau, mais ils ne sont pas toujours exclu-
sivement cutanés dès leur début ainsi que l'avançait Bérard.
De la peau ils s'étendent consécutivement à tous les tissus
et peuvent aller, à travers les parties molles, jusqu'aux os.
Ainsi les lèvres, les paupières, la joue, etc., peuvent être
dégénérées dans toute leur épaisseur. Il existe aussi un
angiome des muqueuses.

D'autrefois ils naissent dans les tissus sous-dermiques,
quoique plus rarement, et Monod (*Th. de Paris*, 1873) a
donné de ces angiomes sous-cutanés une bonne description.

Les organes internes ne sont pas exempts de ces dégé-
nérescences : le foie est un lieu de prédilection, puis le rein,
la rate, l'utérus et le cerveau. (Bœckel, *loc. cit.*) Nous pouvons donc, en somme, conserver ici la division de Chassaignac en tumeur cutanées, sous-cutanées et profondes. Les
deux premières variétés étant seules accessibles au traitement chirurgical, nous ne nous occuperons que de celles-ci
dans tout ce qui va suivre.

Au point de vue de leur topographie, les tumeurs érectiles
superficielles (cutanées et sous-cutanées) peuvent occuper
toutes les parties du corps ; néanmoins elles ont certains
sièges de prédilection qui sont : en première ligne la tête, et,
à la tête même, les sièges les plus fréquents des angiomes
sont les lèvres, *les ailes du nez,* les paupières, les environs
du pavillon de l'oreille.

Nous avons en ce moment en traitement un enfant de

dix mois à un an qui porte un angiome cutané occupant l'extrémité même du nez et une partie de l'aile droite. Cet angiome se tuméfie pendant les cris de l'enfant et suit une marche progressivement envahissante.

Quelques-uns occupent le tissu cellulaire de l'orbite.

Après la tête viennent, par ordre de fréquence, le tronc et les parties génitales. (Bœckel.)

Nous verrons plus tard quelle importance peut avoir, au point de vue du mode de traitement, le siège de ces tumeurs.

La marche des angiomes est également importante à considérer au même point de vue, car c'est d'elle que dépendra souvent le choix de l'intervention.

Or, elle est très variable : tel angiome, qui se présente au moment de la naissance comme une petite tache rouge analogue à une simple piqûre de puce, prendra très rapidement un accroissement considérable en largeur et en profondeur ; tel autre restera indéfiniment stationnaire à l'état de nœvus proprement dit.

Il en est qui s'atrophient et disparaissent spontanément, M. Gross nous a cité l'exemple d'une tumeur érectile volumineuse du dos, observée chez un enfant, et traitée quelque temps après la naissance, par la vaccination, par le médecin de la famille. Le moyen thérapeutique employé ne pouvait avoir eu aucun effet immédiat ; mais, vers l'âge de douze ans, la tumeur diminua progressivement et finit par disparaître entièrement.

D'autres croissent lentement et régulièrement et finissent par envahir d'énormes surfaces.

Certaines tumeurs, après une période d'arrêt plus ou moins longue, se développent brusquement sous l'influence d'une cause fortuite, traumatisme, grossesse, etc.

D'autres, sans changer beaucoup de volume, amincissent

la peau, la réduisent à une mince cuticule qui se déchire au moindre frottement, et donnent lieu à des hémorrhagies tantôt brusques et immédiatement dangereuses, tantôt faibles mais répétées, qui finissent par affaiblir les malades à l'égal d'un polype utérin ; ou bien elles s'enflamment, se gangrènent et peuvent produire des accidents infectieux ou emboliques ; il est vrai que, quelquefois, c'est là un mode de guérison que l'on a cherché à reproduire artificiellement et que l'on a érigé en méthode de traitement.

On voit, par ces quelques notions anatomiques sur les angiomes, à quel protée pathologique on a affaire et l'on s'explique, ainsi que nous le disions dans notre introduction, la multiplicité des moyens qui ont été imaginés contre cette affection.

CHAPITRE III

§ I. — Classification des méthodes de traitement.

Afin de de mettre un peu d'ordre parmi les nombreux procédés de traitement des tumeurs érectiles on a essayé de bien des classifications. En 1834, Tarral *(Arch. gén. de méd.*, t. VI) partageait ces procédés en sept catégories distinctes ; Velpeau, dans sa *Médecine opératoire,* compte quinze méthodes différentes, comprenant quarante procédés auxquels on pourrait en ajouter, aujourd'hui, beaucoup d'autres.

Follin, dans son *Traité de pathologie externe* (t. I, 1861, p. 215), rangeant les moyens thérapeuthiques d'après l'idée qui les a suggérés et l'indication à laquelle ils répondent, les rapporte à trois chefs :

1° Moyens qui ont pour but l'ablation et la destruction directe de la tumeur érectile ;

2° Moyens visant l'atrophie de la tumeur ;

3° Moyens qui ont pour but la modification, la transformation des tumeurs par inflammation.

C'est presque la classification adoptée par M. le professeur Gross (*Mémoires de la Soc. de méd. de Nancy,* 1876-77, p. LXII), qui divise en trois groupes les procédés de traitement des tumeurs érectiles. Nous adopterons cette division et nous distinguerons avec notre maître : *Un premier groupe* qui s'adresse surtout aux angiomes circonscrits et qui comprend les procédés d'ablation et de destruction totale de la tumeur. Dans ce groupe nous ferons entrer : l'extirpation ; la ligature ; l'écrasement linéaire ; l'anse galvano-caustique ; la cautérisation ignée avec le cautère actuel ou le cautère électrique ; enfin les caustiques.

Dans un *second groupe*, nous comprendrons tous les moyens ayant pour but de détruire la tumeur en y déterminant des traînées d'inflammation et de tissu cicatriciel, c'est-à-dire : le séton simple, le séton caustique, les aiguilles rougies, le séton galvano-caustique, les injections caustiques, l'acupuncture et la vaccination. On peut y ranger le procédé de M. Herrgott ou cautérisation tubulée (*loc. cit.*), les applications de teinture d'iode, d'azotate d'argent, d'acide nitrique, etc.

Enfin, dans le *troisième groupe*, nous rangerons les moyens agissant directement sur le sang lui même, c'est-à-dire : la ligature des vaisseaux afférents, les injections coagulantes et l'électrolyse placée par M. Gross entre le deuxième et le troisième groupe, mais que nous préférons, avec M. Monnoyer, comprendre dans le troisième « car les acides mis en liberté autour des aiguilles déterminent la coagulation du sang ; l'action cautérisante est tout à fait secondaire (*loc. cit.*). » Nous allons maintenant passer en revue dans les paragraphes suivants chacune de ces trois méthodes et leurs procédés principaux ; mais, comme notre but est surtout d'étudier l'extirpation au bistouri et au thermo-cautère qui appartient au premier groupe, nous laisserons momentanément de côté ce procédé que nous traiterons ensuite dans un chapitre spécial. Nous donnerons aussi quelque développement au paragraphe relatif à l'électrolyse.

§ II. — Premier groupe.

PROCÉDÉS D'ABLATION ET DE DESTRUCTION TOTALE DES
TUMEURS ÉRECTILES

1° *Ligature.* — Cette méthode se divise en trois procédés (Follin, *loc. cit.*, p. 217) : *la ligature simple,* dans laquelle on étrangle le pédicule de la tumeur au moyen d'un
lien circulaire. On comprend tout de suite que ce procédé
n'est applicable qu'à un petit nombre de cas. *La ligature
multiple,* qui consiste à passer au-dessous et au milieu de
la base de la tumeur une aiguille armée de deux fils dont
chacun sert à étreindre la portion correspondante de l'angiome.

Enfin, la ligature sous des épingles, déjà connue d'Amb.
Paré, modifiée par Fayolle et surtout par Rigal (de Gaillac),
et qui rappelle la suture entortillée usitée pour la réunion
des plaies cutanées. Cette dernière a été employée surtout
par Giraldès, Marjolin et vantée par Broca. (*Traité des tumeurs,* t. II.) Voici trois observations empruntées à la
thèse de Dumbravenu (Paris, 1870) et résumées :

I. *Tumeur érectile de la région lombaire.*

1° Enfant de six mois et demi, bien constitué. — Tumeur mesurant
deux centimètres de long et un centimètre de large, intimement liée aux
téguments sans élevure notable de ceux-ci. M. Marjolin passe deux épingles
en croix à sa base et embrasse celle-ci par une double ligature. Guérison
complète au bout de 18 jours. Cicatrice blanche, régulière, ovale.

2° Enfant de 6 ans. — Tumeur du volume d'une noisette à la région mastoïdienne gauche. Giraldès passe une épingle à travers la tumeur de haut en
bas et étreint la base au moyen de deux fils. Guérison 8 jours après.

3° Enfant de 18 mois. — Tumeur érectile veineuse du cou du volume d'un
œuf de pigeon. Guérison un mois après (Giraldès).

Ces deux sortes de ligature, la dernière surtout, présentent cet avantage de pouvoir s'appliquer à des tumeurs non pédiculées et de les détruire par fragments ; mais nous ferons à la ligature en général les mêmes reproches qu'à l'écrasement linéaire et à l'anse galvano-caustique, c'est-à-dire qu'elle ne permet pas de limiter assez exactement la perte de substance, que le chirurgien ne peut pas s'assurer s'il ne laisse pas quelques portions de la tumeur qui occasionneront plus tard une récidive ; enfin, les fils peuvent glisser, mal étreindre les tissus et laisser passage à l'hémorrhagie. Giraldès lui-même (*Leçons cliniques*, 1869) dit que c'est un moyen excellent pour faire disparaître de petites tumeurs, mais qu'il est défectueux quand on a affaire à des productions volumineuses. Néanmoins la ligature sous des épingles peut encore rendre quelques services.

II. *Écrasement linéaire*. — Nous ne dirons que quelques mots de l'écrasement linéaire mis en honneur par Chassaignac en 1856, car ce procédé se rapproche beaucoup du suivant, mais il est moins rapide, car, tandis que l'anse galvano-caustique agit à la fois par striction et cautérisation, la chaîne d'écraseur agit seulement par striction. Sauf cela, ses inconvénients et avantages sont presque les mêmes que ceux de l'anse galvanique, au point de vue des suites de l'opération. Son application exige les mêmes conditions, c'est-à-dire la pédiculisation naturelle ou artificielle de la tumeur, ainsi que le prouvent les deux observations suivantes rapportées par Chassaignac lui-même.

1° (*Traité de l'écrasement linéaire*, 1856, t. II.) — Tumeur du volume d'un petit œuf de poule sur la partie latérale gauche de l'ombilic, non pédiculée, sur un enfant de six mois. Peau de couleur bleuâtre. En communication avec une veine épigastrique superficielle.

Opération. — Ligature sous des épingles pour pédiculiser la tumeur. Application de l'écraseur. Ablation. Pas une goutte de sang. Plaie en cupule

de 6 centimètres de diamètre. Pansement occlusif. Pas de réaction générale.
Bourgeonnement régulier, guérison.

2° (*Bull. de la Soc. de chir.*, 1860, t. I, p. 69.) — Tumeur érectile du
volume d'un œuf de pigeon située à la partie postérieure du cou d'un jeune
enfant. Traitée déjà par le caustique, cette tumeur avait récidivé. M. Chassaignac la traversa à sa base d'aiguilles au-dessous desquelles il passa un
fil pour former un pédicule, et l'enleva avec l'écraseur. L'opération dura
25 minutes et ne provoqua pas le moindre écoulement de sang.

En résumé nous dirons avec Follin (*loc. cit.*, p. 219) :

« L'écrasement linéaire ne doit être appliqué qu'exception-
« nellement à la cure des tumeurs érectiles pédiculées ou
« très faciles à pédiculiser, d'un petit volume et qui ne soient
« point entourées de vaisseaux volumineux. »

III. *Anse galvano-caustique.* — L'anse galvano-caustique, dont la première application ne remonte qu'à 1847, est
pour certaines formes de tumeurs, un des moyens d'extirpation les plus commodes et les plus sûrs. Broca (*Traité des
tumeurs*, 1869, t. II) dit que, quand le siège et la forme de
l'angiome ne s'y opposent pas, il préfère pratiquer l'extirpation avec l'anse galvano-caustique plutôt qu'avec l'instrument tranchant et il ajoute que les tumeurs saillantes et
pédiculées *réclament* l'emploi de la ligature en masse ou de
l'anse coupante galvano-caustique.

M. Tillaux (*Bull. de la Soc. de chir. de Paris,* 1881) pro-
fesse la même opinion et dit en propres termes : « Comme
« moyen d'extirpation je préférerais au bistouri l'écraseur
« pour pédiculiser et l'anse galvanique. » Il appuie cette opinion
sur l'observation suivante d'une malade opérée par lui, et
que nous empruntons à la thèse de Pignerol. (Paris, 1874.)

OBSERVATION X. — (Tillaux, 1873.) — Jeune fille de 16 ans. Tumeur
lobulée à la partie inférieure et interne de la fesse gauche, diamètres 14 et
16 centimètres. Bruit de souffle intermittent très intense. Battements,
hémorrhagies.

Opération. — Pédiculisation avec fil de soie. Jet de sang partant du

centre de la tumeur sous l'influence de la constriction. On remplace le fil
de soie par la chaîne d'écraseur, sous laquelle on place l'anse du galvano-
cautère. Durée de l'opération : 35 minutes. Hémorrhagie insignifiante.

Le lendemain un peu de fièvre, anurie. Une petite tumeur secondaire se
forme au centre de l'eschare et nécessite la cautérisation à la pâte caustique.
Guérison après un mois.

Nous citerons encore les observations suivantes :

(De la galvano-caustie thermique, Bœckel, 1873.) — Tumeur à la partie
antérieure du cou, du volume d'une grosse châtaigne. Pédiculisation au
moyen d'épingles et d'un gros fil de soie. Section en trois quarts de minute.
Guérison avec cicatrice lisse (1872).

(Id., 1873.) — Enfant de 5 mois. Tumeur de la région scapulaire
droite, 6 centimètres et demi de long, 4 centimètres de large.
Saillie de 4 à 5 millimètres. C'est un angiome capillaire en partie sous-
cutané. Pédiculisation au moyen de deux aiguilles en croix et d'un fil de
soie. Ablation. Après l'opération on trouve un tissu cellulaire graisseux dont
plusieurs points présentent encore une couleur rouge suspecte ; on les sou-
lève avec une pince et on les coupe avec l'anse de platine un peu aplatie
faisant office de couteau.

Quelques jours après, quelques points de la plaie présentent une couleur
rouge violacée qui fait craindre une récidive. On les cautérise avec un pin-
ceau imbibé d'acide nitrique. Cicatrisation complète un mois et demi après.

(Bœckel, 1873.) — Enfant de 2 mois. Petit angiome capillaire, gros comme
un pois, à l'entrée de la narine droite. Pédiculisation. Ablation. Guérison.

OBSERVATION VII. — (*Th.* de Pignerol, Trélat, 1873.) — Enfant de 3 ans.
Tumeur dorsale mesurant 4 centimètres dans un sens et 5 centimètres dans
l'autre. Epaisseur de 18 millimètres Pédiculisation. Section en 4 minutes.
Pas de sang. Pas d'hémorrhagie secondaire. Cicatrisation lente. Guérison
après 4 mois.

OBSERVATION VIII. — (Trélat, 1873). — Enfant de 3 ans et demi. Tumeur
acromio-deltoïdienne. Saillie de 5 centimètres. Diamètre de 8 centimètres.
Pédiculisation. Section en 6 minutes. Quelques gouttes de sang. Petit
séquestre de l'os sous-jacent. Guérison complète après 4 mois.

OBSERVATION IX. — (Trélat, 1873.) — Enfant de 11 mois. Tumeur siégeant au niveau de la septième vertèbre cervicale. Diamètres 5 et 6 centimètres. Saillie 2 centimètres et demi. Pédiculisation. Section en 2 minutes
et demie. Cicatrisation lente et régulière.

OBSERVATION VI. — (Polaillon, *Thèse de Paris*, Arragon , 1883.) — Fille de 15 ans. Tumeur développée par saccades au côté droit de la pointe de la langue. Du volume d'une noix aplatie. Opération, 19 janvier 18 2 Chloroforme. Deux fils de platine sont passés, avec un trocart, en arrière de la tumeur, sur la ligne médiane. L'un des fils est disposé de manière à former une anse en arrière de la tumeur et adapté à un serre-nœud galvanique. L'autre circonscrit la tumeur d'avant en arrière et on l'adapte à un autre serre-nœud galvanique. Les tissus sont sectionnés en 4 ou 5 minutes sans le moindre écoulement de sang. Guérison 10 jours après.

Mais, à côté d'avantages incontestables tels que l'absence d'hémorrhagie, — à condition, toutefois, que l'anse étreigne le pédicule de la tumeur et le divise en se rétrécissant et non pas en le coupant en masse (Bœckel, *de la galvano-caustie thermique*, 1873), — la rapidité de l'opération, la formation d'une eschare plane, unie, régulière, qui revêt la plaie d'une couche protectrice non absorbante, l'absence de réaction fébrile, nous trouvons dans ce procédé bien des inconvénients qui ne sont pas suffisamment compensés par les avantages ci-dessus énumérés.

Et tout d'abord l'anse galvano-caustique n'est en somme applicable qu'à un nombre très restreint de tumeurs érectiles, celles qui sont naturellement pédiculées, si toutefois il en existe, ou que l'on peut pédiculiser.

Or, parmi ces dernières, il faut éliminer toutes celles qui sont sous-cutanées ou sous-muqueuses, à cause du sacrifice que l'on serait obligé de faire d'un tégument sain extrêmement utile à la cicatrisation, à plus forte raison celles qui sont situées plus profondément.

Ce procédé n'est donc applicable, en définitive, qu'aux tumeurs tout à fait superficielles et circonscrites.

Or, le nombre de ces tumeurs, pédiculées ou pédiculisables, est fort restreint, car elles ont plutôt de la tendance à s'étendre en surface et en profondeur qu'à rester circonscrites.

S'il est vrai que l'anse galvano-caustique met à l'abri de

l'hémorrhagie primitive, on a à redouter la production d'une hémorrhagie secondaire au moment où l'eschare, qui est assez épaisse, se détache.

D'un autre côté, outre l'instrumentation, le manuel opératoire est loin d'être simple. Si la tumeur n'est pas pédiculée naturellement, il faut déjà une opération préalable pour former un pédicule. Cette pédiculisation se fait au moyen d'un fil de soie ; or il peut arriver pendant l'opération, que l'anse coupante, rendue incandescente, arrive au contact de ce fil et le coupe, d'où disparition du pédicule artificiel, hémorrhagie possible, et en tout cas complication et retard, puisqu'il faut tout recommencer.

Il est vrai que ceci n'arrive que quand on s'écarte du procédé de Bœckel, qu'il appelle ligature galvano-caustique, pour faire de l'anse galvanique un instrument de section au lieu d'un agent constricteur.

Enfin, cet inconvénient mis à part, il faut se préoccuper de l'intensité du courant ; car si celui-ci est trop fort et que le chirurgien tourne trop vite le bouton du serre-nœud, le fil coupe et ne cautérise pas, et, pour obvier à cet inconvénient, le chirurgien n'a d'autre guide que la fumée qui se dégage et la résistance que présente la vis.

Si maintenant l'on considère les suites de l'opération on reconnaîtra que, d'abord, en raison même du mode d'application de l'anse-galvanique, il est difficile, sinon impossible, sauf pour les tumeurs pédiculées, de prévoir exactement et de délimiter la forme et l'étendue de la perte de substance, ce qu'il serait cependant important de connaître, soit pour la cicatrisation immédiate, soit pour une autoplastie ultérieure en vue de laquelle on doit toujours conduire une opération, lorsqu'on retranche une portion d'un organe.

Les suites *plastiques* de l'opération sont donc en quelque sorte et jusqu'à un certain point laissées au hasard.

Enfin on n'est jamais sûr d'avoir enlevé exactement toute la tumeur ; on l'enlève en bloc, mais on peut avoir laissé un lobule, un prolongement qui sera le point de départ d'une tumeur nouvelle. (Voir plus haut, obs. de Bœckel.)

Nous avons déjà parlé de la possibilité des hémorrhagies secondaires au moment de la chute des eschares.

Pour toutes ces considérations, nous pensons que l'anse galvano-caustique tant vantée par Broca, Tillaux, Trélat, doit être réservée pour des cas spéciaux et bien déterminés, c'est-à-dire pour les tumeurs naturellement pédiculées et pour d'autres auxquelles on pourra former un pédicule très mince n'entraînant qu'une perte de substance peu étendue. Mais chaque fois qu'on sera forcé, pour former le pédicule, de tirailler et de soulever fortement les parties voisines, on devra abandonner ce mode d'extirpation, car il est bien rare que, dans ce tiraillement, la perte de substance ne soit pas plus grande qu'on ne l'avait prévu.

2° *Caustiques.* — Nous venons de voir les procédés d'ablation rapide des tumeurs érectiles, à l'exception de l'extirpation au bistouri que nous avons réservée ; il nous reste maintenant à étudier les procédés de destruction totale à action lente et en quelque sorte indirecte, c'est-à-dire les caustiques et la cautérisation ignée, soit avec le cautère actuel, soit avec le cautère électrique.

Le grand promoteur, en France, des caustiques est Tarral qui, dans les *Archives de médecine* de 1834 (t. VI, p. 206), en fait un pompeux éloge et énumère les avantages de cette méthode dans les lignes suivantes :

« 1° Les tumeurs érectiles cutanées et sous-cutanées, « congénitales ou non, petites ou volumineuses, peuvent « être détruites complètement et sans danger par les caus- « tiques ;

« 2° Le caustique est facile à manier, à suivre dans son

« action, facile à graduer suivant l'étendue du mal; il est
« à la portée de tous les chirurgiens et n'effraie pas le
« malade;

« 3º Les caustiques sont applicables à toutes les régions
« du corps, on ne peut en dire autant des autres mé-
« thodes;

« 4º Le traitement consécutif est extrêmement simple,
« souvent presque nul; quand la suppuration est trop
« abondante, dans les tumeurs énormes, on doit, suivant
« M. Wardrop, y appliquer le baume du Pérou. »

Le caustique que M. Tarral préconise est la potasse.

Nous n'avons rien à ajouter à ces quelques lignes qui
résument tout le bien que l'on peut dire des caustiques,
mais nous aurons à y faire quelques restrictions et à parler
d'inconvénients que ne signale pas M. Tarral et qui sont
inhérents au mode d'action des caustiques.

Outre les accidents hémorrhagiques primitifs qui sont
toujours à redouter, la cicatrisation est quelquefois très
longue à se produire ainsi que le montre l'observation suivante. (*Thèse de Dumbravenu,* déjà citée.)

OBSERVATION. — Enfant de 20 mois. Tumeur érectile de la cuisse, de la
grosseur d'une amande, au niveau du grand trochanter. Cautérisation à la
pâte de Vienne, par Marjolin. La cautérisation mit *15 jours* à s'opérer.
Guérison incomplète. Cicatrice blanche, avec un liseré rose, qui indique une
récidive prochaine.

Non seulement l'action du caustique est souvent lente à
se produire et reste incomplète, mais encore, il est bien
difficile de la limiter, de la graduer, quoi qu'en dise M.
Tarral. Comment, en effet, savoir au juste à quelle profondeur atteint l'eschare? D'après le temps d'application et la
nature du caustique employé? Mais nous voyons tous les
jours la pâte de Canquoin, qui est certainement le caustique

le plus fidèle, appliquée sur une surface organique quelconque, néoplasique ou autre, tromper l'attente du chirurgien, ne pas atteindre ou dépasser le but que l'on se proposait. A plus forte raison, lorsqu'on emploiera la potasse caustique ou la pâte de Vienne, caustiques diffusibles et fluidifiants qui étendent au loin leur action et nécessitent par cela même une surveillance de tous les instants.

L'application des caustiques n'est pas tout à fait sans danger et la méthode est loin d'être applicable à toutes les régions du corps. Car, d'une part, l'élimination des eschares entraîne forcément une ulcération, de la suppuration : or on sait que certaines parties du corps, la face, par exemple, et le cuir chevelu, siège ordinaire des angiomes, ne sont pas précisément tolérantes et que les plaies de ces régions exposent plus que toutes les autres à des accidents soit infectieux, tels que l'érysipèle, soit phlegmasiques, tels que la phlébite qui, ici, prend une gravité toute spéciale en raison du mode de vascularisation de la région. Il est donc de tout intérêt d'avoir en ces points une cicatrisation rapide et de ne point laisser une porte ouverte à l'infection, quelle qu'elle soit. C'est ce que ne donne pas le caustique.

D'autre part, il est évident qu'on ne peut pas l'appliquer au pourtour des orifices naturels, des yeux par exemple, car, outre qu'il pourrait fuser et produire de graves désordres immédiats, il peut encore donner lieu à une cicatrice vicieuse qui compromettra les fonctions d'organes importants.

Enfin, et ce dont on doit se préoccuper dans le traitement, le caustique, quel qu'il soit, ne met pas à l'abri des récidives, témoin cette observation de Chassaignac, déjà citée, à propos de l'écrasement linéaire, dans laquelle une tumeur érectile, déjà traitée par le caustique, avait récidivé et fut enlevée au moyen de l'écraseur *(loc. cit.).*

D'après toutes ces considérations, nous pensons que la méthode des caustiques, en général, doit être absolument rejetée de la thérapeutique des tumeurs érectiles ou tout au moins qu'elle ne doit être appliquée qu'aux nœvi tout superficiels et de peu d'étendue et non pas aux tumeurs souscutanées, volumineuses, comme le veut Tarral.

Après la rapide étude que nous venons de faire des caustiques potentiels, il nous faut dire un mot des caustiques actuels rassemblés sous le nom de cautérisation ignée que l'on pratique soit avec le cautère actuel, soit avec le cautère électrique. Cette cautérisation présente sur le caustique potentiel l'avantage d'être plus rapide dans son action puisqu'elle se produit instantanément. Puis, il est beaucoup plus facile d'en limiter et d'en graduer l'action, car ici, il n'y a pas de fusées au delà des limites du mal, puisque la main qui tient l'intrument le promène où elle veut. Aussi n'est-on plus tenu à la même réserve lorsqu'on opère au voisinage d'orifices naturels ou d'organes importants ; on n'a plus à se préoccuper des effets immédiats, on n'a plus en vue que la cicatrisation ultérieure et celle-ci s'effectue assez rapidement sous l'eschare qui est sèche et imperméable, au lieu d'être humide comme avec les autres caustiques, et qui fait ainsi office de pansement protecteur, en mettant à l'abri des accidents possible dus à une cicatrisation lente accompagnée de suppuration. Enfin, il est plus facile, nous ne voulons pas dire qu'on y arrive toujours, de poursuivre et d'atteindre le mal dans toutes ses parties et l'on a plus de chances de prévenir la récidive.

D'après Giraldès, la cautérisation ignée conviendrait principalement aux tumeurs offrant une vaste étendue, et il dit avoir guéri de cette façon des tumeurs du front, de l'aile du nez, de la face interne de la lèvre inférieure. (*Leçons cliniques*, 1869.)

Les documents nous font défaut pour contrôler cette opinion, nous nous bornons à l'enregistrer.

§ III. — II⁰ Groupe.

MOYENS QUI ONT POUR BUT DE DÉTRUIRE LA TUMEUR EN Y DÉTERMINANT DES TRAINÉES D'INFLAMMATION ET DE TISSU CICATRICIEL.

Nous avons étudié dans le premier groupe les procédés de destruction directe, totale et plus ou moins rapide des tumeurs érectiles ; nous allons maintenant examiner dans les deux autres groupes ou méthodes les procédés de destruction indirecte, par voie de transformation.

Ces moyens, dont le principe est identique, sont fort nombreux ; nous ne les prendrons pas les uns après les autres, ce qui nous exposerait à des développements fastidieux et à des répétitions interminables. Nous rangerons en trois catégories ces procédés divers qui agissent, en définitive, en développant autour d'eux, lorsqu'ils sont introduits dans l'intimité des tissus érectiles, une inflammation circonscrite en rapport avec la forme, la nature de l'agent thérapeutique et la profondeur à laquelle il pénètre. A cette inflammation qui se développe aux dépens du tissu conjonctif dont nous avons signalé l'existence dans notre chapitre consacré à l'anatomie pathologique, succède une hyperplasie embryonnaire qui aboutit finalement à la formation de tissu cicatriciel, rétractile, disposé sous forme de traînées, de cordons qui enserrent et étouffent les éléments nobles de la tumeur et doivent finir par la transformer en une sorte de fibrome, invariable désormais dans sa forme, son volume et ses propriétés. Cette inflammation peut se faire d'une façon lente autour d'objets inertes par eux-mêmes, et qui agissent comme corps étrangers : dans cette catégorie, nous avons le séton simple et l'acupuncture. Ou bien elle peut se développer rapidement par suite d'une mortification en quelque sorte interstitielle produite par le séton caustique, les injections caustiques, les aiguilles rougies ou le séton galvanique, ou encore la cautérisation tubulée de M. Herrgott. Nous retrouvons ici les deux modes de cautérisation potentielle et ignée que nous avons étudiés sous une autre forme dans le paragraphe précédent.

Enfin, à la troisième catégorie appartiennent la vaccination, les applications de substances irritantes ou caustiques (nitrate d'argent, perchlorure de fer, tartre stibié, etc.).

Le séton simple et l'acupuncture sont des procédés fort infidèles, car, avec eux, on n'est même pas sûr de développer l'inflammation curative ou, si elle se développe, elle est souvent insuffisante. Follin dit, en effet *(loc. cit.)*, que l'action attribuée aux épingles par Lallemand n'est pas constante, et que souvent on ne peut pas déterminer par ce moyen une inflammation assez vive pour oblitérer les vaisseaux.

Le séton caustique, les injections caustiques, l'ignipuncture n'ont pas cet inconvénient ; l'ignipuncture en particulier, soit thermique, soit électrique, est rapide et sûre dans son action immédiate : de plus elle est précise, surtout la dernière. On va aussi profondément que l'on veut, et dans n'importe quel sens ; cependant les aiguilles thermiques dont on se sert présentent le désavantage de se refroidir en plongeant dans la tumeur et de n'agir, par ce fait, qu'à la périphérie, et, en second lieu, de devoir être changées ou réchauffées pour chaque piqûre.

Le stylet galvanique n'a pas ces inconvénients, on peut lui donner telle température que l'on veut et la maintenir même au sein des tissus.

Mais d'autre part, on l'a accusé de produire des hémorrhagies et, dans le cas où l'on emploie le séton galvanique qui consiste à traverser la base de la tumeur par un ou plusieurs fils de platine que l'on fixe dans une pince-étau en communication avec l'un des rhéophores d'une batterie, l'extraction des fils, après l'opération, est très difficile et provoque des hémorrhagies. (*Th. de Paris*. Dulion, 1886.)

Ce procédé réclame beaucoup de temps et de précautions pour le passage des fils.

Tillaux a cependant guéri, par l'ignipuncture thermique, une tumeur érectile de la nuque, du volume d'une grosse mandarine, chez un enfant de dix-huit jours. Cette observation se trouve relatée tout au long, *in Bull. de la Soc. de chir. de Paris*, 1873, t. II, p. 599.

En voici le résumé :

OBSERVATION. — G. E..., à la naissance, tache rouge violacée en forme de cœur de la largeur d'une pièce de un franc sur la ligne médiane de la nuque. Aucune induration, aucun gonflement. Trois jours après la naissance, élargissement et turgescence de la tache. Quatre jours plus tard, elle forme une tumeur volumineuse. Traitement par la cautérisation ignée. A la première piqûre, jet de sang notable. Tous les deux jours, une ou deux piqûres avec une aiguille à tricoter rougie à la lampe et enfoncée jusqu'au centre de la tumeur.

Suppuration. La tumeur se flétrit. Eschare et ulcération cratériforme ; puis bourgeonnement. Symptômes généraux dus à un érysipèle ; enfin cicatrisation et guérison. La durée du traitement a été de 4 mois et demi.

On voit, par cette observation, que l'opération elle-même n'est pas exempte de dangers, que la durée du traitement est longue et que, pendant ce temps, le malade est exposé à diverses complications dont nous avons parlé déjà à propos des caustiques, et qui sont dues à la suppuration et à l'élimination des eschares.

Mais, outre cela, l'opération risque le plus souvent d'être

incomplète, car il est difficile d'obtenir une disposition assez régulière du tissu de cicatrice pour que, par sa rétraction, il produise une sorte de capitonnage et enveloppe tous les points de la tumeur. L'opération restant incomplète, la récidive est toujours imminente; il faut surveiller longtemps les malades, faire de nouvelles cautérisations dès qu'un point rouge se manifeste, et, avec tout cela, on n'est pas encore sûr qu'une parcelle de la tumeur n'a pas échappé et ne reviendra pas former un nouvel angiome.

Nous préfèrerions la cautérisation tubulée, imaginée par M. Herrgott, à laquelle ce chirurgien a dû un beau succès dont voici la relation (*Gaz. méd. de Strasbourg*, 1868, p. 66) :

..... L'extirpation ne pouvant être appliquée sans de graves inconvénients et sans délabrements à une tumeur érectile située à l'angle interne de l'œil chez une petite fille de 7 mois, j'ai dû avoir recours à un autre moyen qui a parfaitement réussi..................................

Cette tumeur avait le volume d'une grosse noisette et s'étendait au-dessus de l'œil jusqu'au niveau de son centre. Elle soulevait la peau qui n'était pas mobile sur elle et était en connexion intime avec la paupière inférieure. Bœckel la traita d'abord par des sétons imprégnés de perchlorure. La tumeur parut durcir dans le trajet des fils, mais ce résultat ne fut que passager. Je pensai alors à la traverser par un trocart explorateur et à laisser en place de la canule un petit morceau de pâte de Canquoin remplissant exactement celle-ci.

Le 15 novembre, la tumeur fut traversée trois fois de bas en haut et de dehors en dedans et lardée par la pâte. L'enfant souffrit dans la journée mais dormit pendant la nuit. La tumeur subit un gonflement sensible; à l'entour de chaque piqûre, il se forma une petite eschare circulaire, sèche pendant les premiers jours; plus tard il se fit par la petite piqûre un léger écoulement purulent qui sécha et forma une petite croûte.

Le 9 décembre, je passai de nouveau deux vermicelles de Canquoin dans une direction perpendiculaire à la première. — Mêmes phénomènes que la première fois. — Affaissement très considérable de la tumeur qui paraît réduite à du tissu cicatriciel ferme. Pas de déviation de la paupière.

L'enfant quitte la clinique le 29 déc. 1867.

Pour terminer l'étude des procédés du deuxième groupe, il nous reste à parler de la vaccination, préconisée d'abord par Nélaton et surtout par Marjolin. Ce procédé, il faut le reconnaître, est tombé actuellement dans l'oubli et, depuis la discussion qu'il a soulevée en 1873 entre MM. Marjolin, Blot, Tillaux, etc., et qui se trouve relatée dans le *Bull. de la Soc. de chirurgie*, 1873, t. II, p. 441, il n'en est plus parlé dans les publications médicales. Son premier inconvénient est de ne pouvoir, le plus souvent, s'appliquer qu'à des nouveau-nés non encore vaccinés, et parmi ceux-ci il y en a qui sont réfractaires au virus vaccinal, si tant est qu'il ait une action spéciale sur les tumeurs érectiles : d'après M. Blot (*loc. cit.*), il détermine simplement une inflammation suppurative et peut être remplacé dès lors par tout autre moyen.

En second lieu, nous croyons avec MM. Blot et Chassaignac, contrairement à l'opinion de MM. Marjolin et Tillaux, que la vaccination ne peut guérir que les taches et qu'elle reste impuissante contre les tumeurs. M. Tillaux dit, il est vrai, avoir guéri une tumeur érectile de la nuque, du volume d'une amande, en la traversant à sa base par quelques fils imprégnés de vaccin. Mais il est permis de mettre en doute ici l'action du vaccin et de mettre cette guérison sur le compte des sétons.

Enfin, le grand nombre de piqûres que l'on est obligé de faire pour des tumeurs d'une certaine étendue expose les malades à des érysipèles et même à des hémorrhagies qui peuvent devenir inquiétantes pour la vie du sujet, ainsi que le fait remarquer M. Chassaignac (*loc. cit.*). Aussi est-ce avec raison, à notre avis, que l'on a renoncé à un procédé aussi infidèle.

§ IV. — IIIe Groupe.

MOYENS AGISSANT DIRECTEMENT SUR LE SANG LUI-MÊME.

L'idée qui domine dans les méthodes du troisième groupe est toute différente de celle qui a inspiré les procédés du premier ; il ne s'agit plus ici de détruire la tumeur directement, il s'agit de la transformer en un tissu imperméable au sang. Le principe est le même que celui de la deuxième méthode, mais tandis que, dans cette dernière, on cherchait à opérer cette transformation en développant à l'intérieur de la tumeur une inflammation du tissu conjonctif interstitiel, qui fasse de ce tissu un agent d'étranglement des vaisseaux, ici c'est sur le sang lui-même que l'on agit en l'empêchant directement de pénétrer dans la tumeur. Cet arrêt circulatoire peut se faire à distance où dans la tumeur elle-même ; de là les procédés de ligature des vaisseaux et les procédés de coagulation du sang.

1° *Ligature.* — Lorsqu'on eut remarqué que certains vaisseaux semblaient plus particulièrement tenir sous leur dépendance la nutrition de la tumeur, la première idée qui se présenta à l'esprit des chirurgiens fut de lier ces vaisseaux. On pratiqua la ligature des troncs artériels afférents, des troncs veineux et même des troncs principaux ; on trouve par ci par là quelques succès, mais dans des cas spéciaux, particulièrement dans les cas d'angiomes cirsoïdes : tel est le cas de M. le professeur Gross, rapporté tout au long dans la thèse de M. Guillemin (Nancy, 1883). Mais, à côté de ces cas heureux, que d'insuccès, que de morts ! Aussi est-ce un procédé que nous croyons ne devoir être employé qu'en désespoir de cause, quand tous les autres ont échoué ou qu'ils ne sont pas applicables, et lorsque l'affection menace la vie du malade. Dans un cas semblable il n'y a pas à hésiter, il faut lier les troncs artériels principaux.

2° *Injections coagulantes.* — Sous ce nom, nous ne comprenons que les injections faites avec un liquide qui n'ait par lui-même aucune action caustique, c'est-à-dire le perchlorure de fer convenablement dilué, l'eau de Pagliari et la liqueur de Piazza. On a injecté une foule d'autres liquides tels que l'alcool (Delpech), la teinture d'iode (Velpeau), le nitrate acide de mercure (Bérard), mais ce ne sont plus là des injections coagulantes, ce sont des injections caustiques qui rentrent dans le paragraphe précédent et sur lesquelles nous n'avons pas à revenir ici.

En passant en revue les observations publiées au sujet des injections coagulantes, en particulier de celles faites au perchlorure de fer, nous avons été frappé des résultats médiocres obtenus par cette méthode, des accidents qu'elle peut provoquer, et, quoique nous n'ayons point de parti pris contre elle, il nous est impossible de lui trouver un avantage quelconque, encore bien moins de partager l'opinion par trop optimiste de M. Richet et de M. Depaul (*Bull. de la Soc. de chir.*, 1860, t. I, p. 69), quand ils disent que ce procédé est d'une innocuité absolue. Il suffirait de rapporter ici, sans aucun commentaire, les observations nombreuses qui ont été publiées sur les injections coagulantes pour convaincre le lecteur de leurs nombreux inconvénients, nous dirons plus, de leurs dangers.

On trouve, il est vrai, des faits où l'on a obtenu une guérison plus ou moins complète, plus ou moins définitive, mais à côté de ces cas en quelque sorte isolés, combien d'autres où la guérison a été longue à obtenir, incomplète, où la récidive s'est produite, soit immédiatement, soit par la suite !

Combien aussi dans lesquels les malades ont été exposés à toute sorte d'accidents ou même ont succombé ! Aussi nous étonnons-nous de voir Broca, dans son *Traité des tumeurs* (t. II, 1866), conseiller de commencer le traitement des tumeurs érectiles par les injections coagulantes et dire, dans la *Gazette des Hôpitaux* de 1870 (p. 183), qu'il est toujours possible de prévenir les accidents, notamment les embolies, en circonscrivant la tumeur à l'aide d'un cercle en plomb.

Mais enfin, pour qu'on ne nous accuse pas de partialité, nous allons rapporter ci-dessous les observations d'angiomes traités par ce procédé et suivis de succès. Après cela nous aurons le droit de rapporter aussi celles dans lesquelles le traitement a échoué ou a été fatal et de discuter la valeur de ce traitement.

Dans le *Bull. de la Soc. de chirurgie* de 1860, dont nous parlions à l'instant, Richet rapporte l'observation d'une tumeur érectile de l'avant-bras et de la main sur un jeune garçon de 10 ans qu'il guérit *presque complètement* en *trois mois* par le moyen d'injections de perchlorure de fer à 40 degrés, au nombre de 18, sans le moindre accident.

Ainsi la guérison n'a même pas été complète, le traitement a été fort long, et c'est là-dessus que M. Richet se base pour vanter cette méthode.

Dans la même séance, M. Depaul dit avoir fait disparaître, par le même moyen, une tumeur érectile de la largeur d'une pièce de vingt centimes, qui existait sur l'aile du nez d'un enfant de quelques mois.

M. Broca (*ibid.*) dit avoir opéré une tumeur du volume d'une grosse noix, par l'injection au perchlorure de fer, en prenant la précaution d'isoler la tumeur dans le double anneau d'un amygdalotome préalablement dépourvu de sa lame. Il survint un gonflement qui n'empêcha pas l'enfant de têter. Un mois après, la tumeur, diminuée de moitié, resta stationnaire; une nouvelle injection réduisit le volume de la tumeur à celui d'un pois.

Donc encore guérison incomplète, récidive probable, et ce cas compte cependant parmi les succès de l'injection coagulante.

OBSERVATION. — (*Th. de Paris*, 1870, Dumbravenu. — Maisonneuve.) — Jeune fille de 18 ans. Tumeur érectile veineuse de la joue droite, du volume d'une noix, près de la commissure labiale, 2 injections de perchlorure. Guérison complète après 3 semaines.

Voilà pour les succès, voyons maintenant les insuccès et accidents :

N° *1*. — (*Union méd.*, 1869, t. I, p. 731, Sautesson.) — Petite fille de 8 ans. Trois tumeurs sanguines ; l'une à la joue gauche, du diamètre de 25 millimètres, comprenant un peu plus de la moitié de l'épaisseur de la joue ; injection de perchlorure de fer (6 p. pour 1 p. d'alcool). Au moment de l'injection, l'enfant devient pâle et faible, elle se raidit surtout vers les parties inférieures, la cyanose devient manifeste La *mort* survint au bout de quelques minutes.

L'autopsie fit penser que la pointe du tube capillaire avait pénétré dans un rameau veineux, qu'ainsi une partie de la solution ferrique (3 ou 4 gouttes) était entrée dans le torrent circulatoire et avait déterminé une coagulation dans les gros vaisseaux, coagulation qui s'était étendue jusque dans le cœur et avait amené la mort par paralysie de cet organe. (Observation rapportée par Ch. Lauth.)

N° *2*. — (*Th. de Paris*, 1870, Dumbravenu. - Carter.) — Enfant d'un mois. Masse confuse de nœvi englobant la cloison et les deux ailes du nez, traitée déjà sans succès par le cautère actuel. Première injection, douleur intense. Deuxième injection (10 gouttes) poussée jusqu'au centre, puis un échappement du piston qui envoie d'un coup 5 gouttes. Courte convulsion et *mort*.

N° *3*. — (*Bull. de la Soc. de chir. de Paris*, 1881, p. 637, Richelot.) — Angiome pulsatile de la région cervicale postérieure.

Injections de perchlorure de fer : *embolie pulmonaire ;* extirpation, guérison. (Voir cette observation (chap. IV.)

N° *4*. — (*Ibid.*, 1883, p. 914, Poulet.) — Angiome pulsatile de la région temporale et du pavillon de l'oreille, consécutif à une contusion. Accroissement progressif pendant sept ans. Première opération : ligature de la temporale et sept injections de perchlorure de fer en deux mois. *Attaques épileptiformes : menaces de syncope ;* douleurs de tête. Pas de résultat. Réapparition rapide des pulsations. Deuxième opération : extirpation, guérison. (Voir également chap. IV.)

N° 5. — (*Th. de Nancy*, Guillemin, 1883. — Labbé. *Bull. de la Soc. de Chir. de Paris,* 1872, p.105.) — Femme de 33 ans. A 5 ans, avait en bas et en arrière du pavillon de l'oreille gauche un petit bouton, saignant facilement, qui s'accrut lentement jusqu'à l'âge de 25 ans. Elle percevait dans son oreille un léger souffle. Trois grossesses : et chaque fois la tumeur augmente. Hémorrhagies. Oreille gauche doublée de volume, remplie de vaisseaux pulsatiles. Au niveau des régions zygomatique, mastoïdienne et temporale du côté gauche, la peau est amincie, plus chaude d'un degré. Les artères dilatées, pulsatiles. Onze injections de perchlorure à 20° en moins d'un mois. Inflammation. Suppuration. Hémorrhagies. *Infection purulente. Mort.*

N° 6. — (*Th. de Paris*, Dumbravenu, 1870. — Demarquay.) — Homme de 51 ans. Tumeur érectile de la lèvre supérieure, du volume d'une grosse aveline. Insuccès de l'acupuncture. Six injections de perchlorure de fer à 36°. *Guérison incomplète.*

N° 7. — (*Ibid.*) — Tumeur érectile de la lèvre inférieure. Enfant de 18 mois. Plusieurs injections de perchlorure. Travail inflammatoire, puis abcès : suppuration longue : cicatrices foncées. On ignore ce qu'est devenue la tumeur.

Enfin Ziclewitz (*Berlin. Klin. Wochens.,* 1875. — *Bull. de la Soc. de chir.,* 1883, p. 914.) — Dans 14 cas où l'on avait employé des injections de perchlorure dans le traitement des tumeurs vasculaires de la tête on compte *six cas de mort.*

La conclusion est facile à tirer de tous ces faits. Aussi sans entrer dans de plus longs développements, nous dirons en résumé que, non seulement les injections coagulantes sont incertaines dans leurs effets, mais encore qu'outre leurs nombreux inconvénients elles présentent des dangers réels. Nous les voyons en effet dans plusieurs cas, être suivies d'inflammation, de suppuration, d'hémorrhagies et nous avons déjà condamné à propos des caustiques tout procédé que peut donner lieu à de pareils accidents. Dans un autre cas nous voyons survenir des attaques épileptiformes,. des menaces de syncope, de la céphalalgie et de la fièvre. Nous ne voulons pas insister plus longuement sur tous ces faits et en particulier sur des accidents plus graves encore tels que l'embolie pulmonaire, la thrombose des gros vaisseaux, etc., qui peuvent amener une mort foudroyante.

Mais, sans parler de ces accidents qui sont assez nombreux pour faire à eux seuls condamner le procédé des injections coagulantes, nous voyons, de plus, bien des désavantages inhérents à la méthode elle-même; par exemple la longueur du traitement et son incertitude, car, comme dit, Follin (*Path. ext.*, t. I, p. 227): « Si, avec certaines précau- « tions, on est à l'abri des accidents, on n'obtient pas de « guérison sérieuse. Souvent tout se borne à la formation « de caillots durs disséminés çà et là au milieu de la pro- « duction érectile; d'autres fois toute la masse est solidi- « fiée, mais, à la place d'une tumeur molle, on a une masse « dure, persistante et qui, au point de vue de la difformité, « ne diffère pas de la première tumeur. En somme nous « ne trouvons pas dans les faits de tumeurs érectiles « traitées par le perchlorure de fer des succès bien satisfai- « sants, et les chirurgiens ont été ainsi conduits à négliger « peu à peu un procédé opératoire qui, à ses débuts, semblait « donner de si belles espérances. »

Nous ajouterons que les précautions dont parle Broca, entre autres la compression circulaire, ne sont pas toujours possibles en raison du siège de la tumeur. C'est fort bien quand elle repose sur un plan résistant tel que le crâne ou la face, ou encore quand on peut saisir les parties entre les branches d'un instrument compresseur, comme cela arrive pour les joues, les lèvres, la langue, etc., mais partout ailleurs la compression est inefficace ou impossible et c'est alors, surtout si l'on a affaire à des tumeurs dont les vaisseaux efférents sont très dilatés que l'on est exposé aux accidents graves ou mortels qui ont été relatés.

Pour cette raison le procédé n'est pas applicable à toutes les régions, il ne l'est qu'à celles où la compression est possible et encore, parmi les tumeurs de ces dernières régions, il en est qui ont des vaisseaux périphériques tellement dilatés, qu'il est toujours à craindre qu'une fois la compression supprimée, un fragment de caillot ne soit entraîné dans ces vaisseaux largement ouverts et n'aille produire une embolie pulmonaire toujours redoutable.

Enfin nous ferons aux injections coagulantes le même reproche qu'aux caustiques, à savoir qu'elles ne préviennent nullement la récidive, attendu qu'une partie quelconque de l'angiome peut échapper et devenir le point de départ d'une nouvelle tumeur.

On a essayé, il est vrai, de parer à quelques-uns de ces inconvénients, notamment à l'inflammation, en employant d'autres liquides qui, tout en conservant les propriétés coagulantes du perchlorure de fer, ne soient pas susceptibles d'irriter les tissus au point de produire des eschares ou des abcès. On a injecté de l'eau de Pagliari et nous citerons l'observation suivante de Giraldès, que nous empruntons à la thèse de Dumbravenu, déjà citée :

Enfant de 8 mois et demi ; tumeur érectile de la lèvre inférieure de la grosseur d'une petite noisette. — 28 juin 1867, injection d'eau de Pagliari : petite hémorrhagie nécessitant l'acupressure. — 30 juin. Ponction avec aiguille à cataracte, broiement, injection d'eau de Pagliari. Deux nouvelles injections à une date ultérieure. — 21 novembre. Injection. Au préalable, broiement avec le trocart. — Décembre. L'enfant a été ramené deux fois. *Pas de modification.*

En voici une autre empruntée au même ouvrage et qui est de Martin Saint-Ange :

Enfant de 11 ans portant sur le sourcil gauche, au niveau du trou sus-orbitaire, une tumeur érectile bien circonscrite, du volume d'une noisette. Un compresseur à ressort fut d'abord appliqué et porté pendant près de trois mois sans succès. Injection d'eau de Pagliari le 18 juin 1864. Empâtement œdémateux de la région et des paupières pendant quarante-huit heures. Résolution graduelle de la tumeur et guérison complète après neuf semaines.

On a aussi employé, et cela tout récemment (*th. de Paris,* Didier, 1887), la liqueur de Piazza. Nous avons vu M. le professeur Gross l'injecter sans aucun succès dans l'un des deux cas qui font le sujet de cette thèse (obs. III, chap. V).

Et Didier lui-même cite un cas de mort, probablement par embolie pulmonaire chez un enfant, à la suite de l'injection de quelques gouttes de liqueur de Piazza dans une tumeur érectile de la région sterno-mastoïdienne.

Nous conclurons en disant que l'on doit rejeter absolument de la pratique chirurgicale un procédé mortel quelquefois, dangereux souvent, toujours entouré de difficultés et d'inconvénients de toute sorte, et qui, dans les rares cas où il est suivi d'un succès plus ou moins contestable, ne donne jamais une certitude complète au point de vue de la guérison définitive et des récidives possibles.

De l'Electrolyse.

Nous renvoyons pour l'historique à ce que nous en avons dit dans notre premier chapitre, et nous allons définir l'électrolyse, encore appelée improprement galvano-caustie chimique.

L'électrolyse, longtemps regardée comme un agent caustique et rangée à côté de la galvano-puncture et de l'igni-puncture, agit en réalité par coagulation directe du sang à l'égal du perchlorure de fer dilué ou de tout autre agent coagulant; aussi disions-nous tout à l'heure que le terme de galvano-caustie chimique est impropre parce qu'il fait naître l'idée d'une cautérisation, et préférons-nous le mot d'électrolyse qui ne préjuge rien du genre d'action de ce procédé dont la place véritable est parmi ceux du troisième groupe.

L'électrolyse, en effet, est basée sur ce fait que, quand on fait passer un courant électrique dans un liquide tenant des sels en dissolution, il se fait une décomposition de ces sels de telle sorte que les acides, se séparant des bases, se rendent au pôle positif et celles-ci au pôle négatif. Or, le sang tient en dissolution des sels, chlorures, phosphates, carbonates, etc. qui, soumis à l'action du courant, sont susceptibles de se décomposer au sein des tissus tout comme dans un vase de laboratoire. Il en résulte que les acides mis en liberté et s'accumulant au pôle positif agissent par leur action propre sur le sang et le coagulent.

S'ils sont en quantité suffisante, c'est-à-dire si le courant a une intensité ou une durée suffisante, ils ne bornent plus leur action à la coagulation du sang, mais acquièrent des propriétés caustiques et cautérisent les parois vasculaires et le tissu connectif.

On s'explique ainsi l'erreur de ceux qui ont les premiers employé le courant galvanique; ils ne voyaient qu'une cautérisation, l'action coagulante leur avait échappé.

L'électrolyse a donc pour but de coaguler le sang à l'intérieur des tumeurs érectiles en employant un courant juste suffisant pour produire cette coagulation sans aller jusqu'à la cautérisation. Ce procédé n'a donc rien de commun avec ceux des deux premiers groupes.

Ces quelques explications étant données, nous allons décrire le manuel opératoire de l'électrolyse, tel que nous le voyons journellement employer par notre maître, M. le professeur Gross.

La source d'électricité est fournie par une pile de Redslob, à courant continu, formée de vingt ou trente éléments, munie d'un commutateur et d'un galvanomètre. D'ailleurs, peu importe de qui est la pile, il suffit que l'on dispose d'un courant continu, d'intensité constante que l'on peut graduer à volonté.

Au pôle positif on attache un fil conducteur qui se termine par un faisceau de fils plus fins, en nombre variable. A chacun de ces fils se trouve appendue une aiguille constituée par un fil de platine, long d'environ quatre cent., de l'épaisseur d'une soie de sanglier, appointé à l'une de ses extrémités se terminant par une boucle à l'autre extrémité. Le fil négatif est muni d'un rhéophore aplati du diamètre d'une pièce d'un franc de manière à diffuser l'action du courant et éviter ainsi l'accumulation des bases métalliques qui produirait une escharification humide des tissus.

Lorsqu'on veut pratiquer une séance d'électrolyse, les fils conducteurs étant disposés comme nous venons de le dire, on commence par s'assurer du fonctionnement de la pile au moyen du papier ozonométrique qui bleuit si le courant passe. On accouple ensuite un nombre d'éléments, variable suivant l'intensité que l'on veut obtenir ; avec la pile de Redslob, on prend deux à douze éléments selon les cas. Le malade étant chloroformé, on implante au sein de la tumeur, de préférence en cernant sa base et mieux encore, au niveau des vaisseaux les plus marqués, un nombre d'aiguilles variable avec l'étendue de l'angiome et séparées les unes des autres par un intervalle de 8 à 10 millim. On les enfonce à une profondeur de 1 cent. et demi à 2 cent., suivant l'épaisseur de l'angiome. On prend soin que la partie libre de chaque aiguille ne touche pas les tissus sains où elle produirait une petite eschare. Il suffit, pour éviter cet inconvénient, de glisser au-dessous d'elle une parcelle d'amadou sec ou de papier.

Entre le rhéophore négatif que l'on place à 1 cent. et demi ou 2 cent. des limites de la tumeur et la peau, on interpose une rondelle d'amadou imbibée d'eau salée qui assure le passage du courant, puis on établit la communication. On change de temps en temps le rhéophore de place pour éviter l'escharification des tissus sous-jacents par les bases métalliques de décomposition.

Au moment du passage du courant, quelques contractions fibrillaires se produisent et l'on voit bientôt se former, autour de chaque aiguille, une zone circulaire grise qui s'étend peu à peu, puis on observe un dégagement de fines bulles de gaz.

Lorsque cette zone, qui n'est autre chose que l'indice de l'astriction des vaisseaux et de la coagulation du sang, a atteint un diamètre d'environ 3 millim., ce qui demande 7 à 8 minutes, on essaye de retirer l'aiguille correspondante. Si elle résiste, c'est que l'action du courant n'est pas suffisante et l'on attend encore quelques instants. Si l'aiguille sort facilement et que, malgré cela, quelques gouttes de sang se rencontrent à l'orifice, il suffit de replacer l'aiguille dans le trou qu'elle a fait ; immédiatement il y a dégagement de gaz et quelques secondes suffisent pour oblitérer complètement la fistule. Il ne faut pas dépasser le moment où l'aiguille se détache aisément sans quoi on produit une cautérisation et on s'expose ainsi à une réaction inflammatoire avec suppuration et élimination d'eschares.

Il n'est besoin d'aucun pansement après l'opération.

On voit déjà que le manuel opératoire est simple et n'exige pas grande habileté, il ne faut que de l'attention et un peu de patience ; c'est là un premier avantage et ce n'est pas un des moindres.

Un second avantage, c'est l'absolue innocuité du procédé.
Bien différente en cela des injections coagulantes, l'électrolyse, quoique fort employée, ne compte, à son actif, aucun accident. Nous avons vu que le principal danger des
injections était la production possible d'embolies dues à ce
que le caillot est mou, très friable, parce qu'il se forme
brusquement et en grande masse sur un même point. Avec
l'électrolyse, au contraire, le caillot se forme lentement,
pour ainsi dire couche par couche, en s'infiltrant, en quelque sorte, comme les racines d'un arbre dans les mailles
du tissu érectile. Grâce à la lenteur de sa formation et à
l'agent de coagulation qui est un acide, il est dur et rétracté.
Au lieu d'un caillot unique et volumineux, on a autant de
caillots que l'on a mis d'aiguilles ; enfin, en même temps
que le caillot, il se fait une astriction des tissus qui contri-
bue encore à maintenir et à emprisonner la fibrine coagulée.
Il est donc matériellement impossible qu'une portion de ce
caillot se détache et, dans tous les cas, s'il s'en déta-
chait une parcelle, elle serait beaucoup trop petite pour
donner lieu à des accidents graves.

Il n'y a pas d'hémorrhagie, pas d'inflammation et encore
moins de suppuration puisqu'il n'y a pas d'élimination
d'eschares. Il y a un peu de gonflement de la tumeur après
chaque séance. En effet, tout se borne à une oblitération
des vaisseaux au moyen des éléments mêmes du sang et,
de même qu'une artère liée ou tordue ne détermine aucune
inflammation autour d'elle, de même, les aréoles du tissu
érectile oblitérées ne produisent aucune réaction, tout doit
se passer comme pour le thrombus terminal des artères
d'un moignon. Et si quelquefois on a vu se produire de l'inflammation et même de la suppuration, quoique nous n'en
n'ayons pu trouver aucun cas, c'est que le courant était
trop intense ou qu'on l'a fait passer trop longtemps. Mais il

est facile d'éviter cet inconvénient puisqu'on peut, à volonté, régler l'intensité et la durée du courant. C'est donc une objection qui tombe d'elle-même.

La cicatrice est insignifiante, car les vaisseaux oblitérés se transforment peu à peu en cordons ou plutôt en filaments fibreux et il n'y a pas de tissu cicatriciel proprement dit.

Le procédé est d'une précision extrême, on peut pour ainsi dire attaquer chaque vaisseau l'un après l'autre, quelque fin et délié qu'il soit.

Enfin, il est applicable à toutes les tumeurs érectiles quels que soient leur volume, leur constitution et leur siège. Ceci se comprend d'après ce qui précède. Nous ne voulons pas dire qu'on les guérit toutes ; nous l'avons vu échouer dans l'une de nos deux observations (n° 3) d'extirpation au thermo-cautère.

Il a échoué également dans le cas rapporté par M. le docteur Vautrin. (*Rev. méd. de l'Est*, 1885, p. 331.)

Mais s'il ne guérit pas toujours, au moins ne fait-il jamais de mal et cette raison seule suffirait pour le faire employer de préférence à beaucoup d'autres.

On pourra objecter la nécessité où l'on est de chloroformer les malades, en particulier les enfants pour éviter la douleur et les mouvements intempestifs pendant l'opération. La chloroformisation, aux yeux de certaines personnes, est toujours chose grave surtout chez les jeunes enfants, cependant, nous devons dire que, nous n'avons jamais vu le moindre inconvénient en résulter ; nous avons vu *chloroformer*, et nous avons chloroformé nous-même des enfants bien jeunes, au-dessous de six mois, pour diverses opérations et nous n'avons jamais rien observé de fâcheux. On peut répéter les chloroformisations un grand nombre de fois à intervalles suffisamment espacés et l'enfant ne s'en ressent nullement.

Seulement une chloroformisation mal faite, fait souvent échouer le traitement, car si l'enfant ne dort pas profondé-ment, il crie, il s'agite, la tumeur se congestionne et cet afflux du sang suffit pour empêcher la formation des caillots et rendre inefficace l'action coagulante du courant.

Mais, dira-t-on, on n'est pas plus à l'abri de la récidive avec ce traitement qu'avec les injections de perchlorure de fer, car on est jamais sûr d'avoir détruit la tumeur dans toutes ses parties. D'accord : cependant, nous ferons obser-ver qu'en raison même de la précision plus grande avec laquelle on peut poursuivre et atteindre les divers lobes et diverticules de l'angiome, les chances de récidive dimi-nuent considérablement et, dans tous les cas, si un point apparaît avec tendance à se développer, quoi de plus sim-ple que, d'enfoncer une ou deux aiguillles électrolytiques et d'étouffer à sa naissance cette production secondaire.

Pour ce qui est des cas où il a pu se produire de l'inflam-mation et de la suppuration, nous croyons avoir fait justice précédemment de ces accusations, en montrant que, ces accidents peuvent être évités facilement, et qu'ils ne sont dus la plupart du temps qu'à l'inexpérience ou à l'inatten-tion de l'opérateur qui peut régler à volonté les effets du courant galvanique.

Le reproche le plus sérieux qu'on ait adressé à la méthode électrolytique, c'est la longue durée du traitement. Il faut des séances nombreuses d'électrolyse pour une tumeur d'un certain volume ; il faut, de plus, un certain intervalle de temps entre chaque séance.

Aussi arrive-t-il souvent que le malade ou les parents du malade, si c'est un enfant, perdent patience et ne revien-nent plus. C'est pour cela que l'on voit bien des guérisons incomplètes, faute d'un traitement suffisamment pro-longé.

Mais, ne vaut-il pas mieux, quand il n'y a pas péril en la demeure, faire un peu traîner la maladie en employant un procédé inoffensif que de la traiter par des moyens plus énergiques peut-être, mais qui, sans assurer davantage la guérison, exposent les malades à toute sorte d'accidents? Nous croyons donc que ce reproche, plausible en apparence, est mal fondé en réalité ; aussi conseillerons-nous, chaque fois qu'une tumeur érectile est stationnaire dans sa marche, ou quand son développement est lent, quels que soient son volume et son siège, de la traiter toujours et aussi longtemps que cela est nécessaire par l'électrolyse. Quand au contraire, elle a un développement rapide, nous verrons au chapitre suivant à quel traitement on doit recourir.

Voici maintenant l'exposé de quelques observations que nous avons pu recueillir ou qui nous ont été communiquées par M. le professeur Gross. Que l'on ne s'étonne pas de leur petit nombre, la plupart des ouvrages et journaux médicaux sont muets au sujet de l'électrolyse et les thèses les plus récentes n'en parlent pas davantage.

OBSERVATION I. — *(Mémoires de la Soc. de méd. de Nancy,* 1876-77, p. LXII.) — M. Monoyer présente à la Société trois malades. Le premier, enfant de 11 mois. Tumeur érectile de la paume de la main, réduite à moins de moitié de son volume après quatre séances d'électrolyse.

La seconde malade, petite fille de 2 mois, portant à la paupière supérieure une petite tumeur érectile. Trois séances. Guérison complète.

Le troisième malade était porteur d'une affection sur laquelle le diagnostic n'a pas été porté.

OBSERVATION II. — *(Revue méd. de l'Est,* 1878-79, p. 78, Stœber. — Monoyer.) — F..., 4 mois, tumeur érectile du volume d'une grosse aveline à la paupière inférieure de l'œil droit. Turgescente. Traitement commencé le 28 janvier 1871, a duré 6 mois. Cinq séances. Pile de Stœbrer. Guérison. Pas de cicatrice vicieuse qui, ici, aurait entraîné un ectropion.

OBSERVATION III. — *(Ibid.,* Stœber.) — F..., 2 mois. Tumeur érectile de 9 à 10 millimètres de long, située au bord de la paupière supérieure ayant augmenté depuis la naissance. 4 séances. Guérison presque complète. Commencement de récidive. Nouvelle séance ; guérison définitive.

OBSERVATION IV. — (*Ibid.*, 1879, p. 137). — H..., 11 mois. Tumeur érectile occupant toute la surface de la paume de la main droite et envoyant de petits prolongements interdigitaux entre l'index et le médius et entre ce doigt et l'annulaire. Tumeur arrondie mesurant 4 centimètres et demi de haut et un centimètre d'épaisseur, allant du bord interne de l'éminence hypothénar jusqu'aux racines du troisième et du quatrième doigt. Pas de battements ; irréductible. Cinq séances. Guérison.

OBSERVATION V. — (*Ibid.*) — F..., 9 mois. Elle porte au niveau des régions temporale et auriculaire droite une dizaine de petites tumeurs érectiles, dont la plus grosse a le volume d'un petit pois et la plus petite celui d'une tête d'épingle. Accroissement lent et régulier depuis la naissance. Nombreuses séances, presque journalières, du 8 au 29 juin. Guérison presque complète. Malheureusement la petite malade est emmenée par sa mère et ne reparait plus à la consultation.

OBSERVATION VI. — (Gross, 1878.) — La nommée C..., Lucie, 7 mois, de Malzéville. Trois semaines après la naissance apparut derrière l'oreille gauche un petit point rouge qui n'a cessé de s'étendre.

Au milieu du mois de novembre 1878, l'enfant est présentée à M. Gross. On constate, en arrière du pavillon de l'oreille gauche et au niveau de l'apophyse mastoïde, une tumeur assez régulièrement ovalaire, de 0^m,025 de diamètre, légèrement saillante, framboisée, violacée, s'affaissant et pâlissant sous la pression du doigt, devenant cramoisie et turgescente, pendant les efforts et les cris. Le pavillon de l'oreille porte l'empreinte de la tumeur, le cartilage auriculaire a été comme repoussé dans le point correspondant ; traitement par l'électrolyse. L'amélioration commence après la septième séance ; la guérison, obtenue après la onzième séance, s'est maintenue depuis.

OBSERVATION VII. — (Gross, 1879.) — La jeune R..., âgée de 9 mois, de Nancy, est présentée à M. Gross en janvier 1879. Atteinte d'une petite tumeur érectile cutanée, siégeant sur la partie gauche du front, présentant la dimension d'une pièce de 50 centimes et saillante légèrement au niveau de la peau ; traitement par l'électrolyse ; 7 séances. Guérison durable.

OBSERVATION VIII. — (Gross, 1879.) — Henriette M..., 3 mois. A la naissance, nœvus de la grandeur d'une pièce de 50 centimes sur la partie médiane du front, un peu au-dessus de la racine du nez. Au bout de trois semaines, envahissement de la partie gauche du nez, de la paupière supérieure et d'une partie de l'inférieure. Après 2 mois et demi, ulcération de la tumeur au niveau de l'angle palpébral interne, mais sans hémorrhagie

Teinte rouge violacée d'aspect framboisé. Dimensions : 7 centimètres verticalement, 6 centimètres et demi dans le sens transversal. L'ulcération mesure 2 centimètres et demi de long et 3 millimètres de profondeur sur 1 centimètre de largeur. Veines périphériques volumineuses. Augmente de volume pendant les cris de l'enfant.

4 séances d'électrolyse avec pile de Stœhrer, du 26 février au 14 mars. Affaissement considérable de la tumeur. L'enfant quitte l'hôpital.

6 mois après l'enfant est ramenée. a tumeur a pris une extension considérable. L'électrolyse est impuissante; on essaye la galvano-caustie, c'est-à-dire qu'on laisse les aiguilles en place plus longtemps avec un courant plus fort.

Après trois séances, toujours pas d'amélioration. Les parents emmènent l'enfant et celui-ci n'a plus été revu.

OBSERVATION IX. — (Tumeur érectile, Gross, 28 février 1880.) — L... (Onésime), de Pont-à-Mousson Petit garçon de 5 mois.

Petite tumeur érectile de la grosseur d'une pièce de 50 centimes, dessous la région frontale droite.

4 séances d'électrolyse positive avec 4 et 6 aiguilles (28 février, 6, 13 et 20 mars).

Le 10 avril. — L'enfant m'est représenté. Tumeur affaissée, pâle, couverte de trois petites croûtes, dont une brune, les deux autres blanchâtres, très minces aux endroits des piqûres.

Le 22 mai. — Séance.

Le 5 juin. — Plus de vascularité. Une petite plaque rosée. Quelques brides cicatricielles.

OBSERVATION X. — (Hôpital Saint-Léon, consultation, Gross, 1881.) — Paul F..., 4 ans.

Il y a deux mois, petite verrue vasculaire à la partie droite de la lèvre inférieure. Hémorrhagie assez abondante. Application de perchlorure de fer. M. Gross emploie l'électrolyse. Première séance, insuccès ; deuxième séance, succès. Une petite croûte recouvre l'endroit où siégeait le mal. L'enfant a été définitivement guéri.

OBSERVATION XI. — (Gross, 1882.) — C... (Marie), 11 mois. Tumeur érectile, située près de la commissure labiale, empiétant sur la peau et sur la muqueuse. Diamètres, 18 et 10 millimètres.

6 séances, du 5 janvier au 1er mars 1882. Guérison définitive, pas de récidive.

OBSERVATION XII. — (Gross, 1882.) — Le jeune B..., de Fresnoy-la-Montagne, est adressé à M. Gross pour une tumeur érectile siégeant sur la partie gauche de la lèvre supérieure. Saillante, surtout du côté de la

bouche. 7 séances d'électrolyse en juin 1882. Amélioration peu marquée. En
août et septembre, la tumeur a de nouveau grossi. Le 6 octobre, application
de la cautérisation tubulée (procédé Herrgott). Amélioration sensible. En
novembre, trois nouvelles séances d'électrolyse pour achever la guérison.

OBSERVATION XIII. — (Gross, 1883.) — Le jeune Ch..., âgé de 7 mois,
de Longuyon, adressé à M. Gross par M. le docteur Comon, de Longuyon,
en juin 1882, atteint d'une tumeur érectile de la partie médiane de la lèvre
supérieure ; la peau est normale, mais la muqueuse est envahie ; l'angiome
présente le volume d'une grosse noisette.

Traitement par l'électrolyse, 8 séances ; amélioration très minime.

En novembre, au lieu de faire de l'électrolyse simple, M. Gross, tout en
se servant de la même instrumentation, emploie un courant plus fort, afin
d'obtenir une action cautérisante sur le trajet des aiguilles et de produire la
destruction et l'escharification d'une certaine partie de la tumeur. A la suite
de cette intervention sont survenus des accidents fébriles accompagnés de
phénomènes nerveux (convulsions) considérés, par le médecin traitant,
comme de nature méningitique et qui ont fort bien pu avoir été provoqués
par l'inflammation et la suppuration survenues dans la tumeur et peut-être
propagées à quelque vaisseau veineux (phlébite).

Quoiqu'il en soit, la guérison de la tumeur s'est effectuée, elle a été définitive. M. Gross a revu l'enfant en 1886 ; il porte une cicatrice déprimée
à l'endroit où siégeait l'angiome.

OBSERVATION XIV. — (Gross, 15 mars 1884.) — L'enfant R..., de
Jezainville (Meurthe-et-Moselle), âgé de 5 mois ; présenté à M. Gross le
15 mars 1884 pour un angiome diffus situé derrière l'angle de la mâchoire
inférieure, sur la partie latérale gauche du cou. La tache présente l'étendue
d'une pièce de 5 fr. en argent ; s'étend en surface mais pas en profondeur. 6 séances d'électrolyse la font à peu près disparaître. Il ne reste que
quelques petits points plus rouges qui ne tarderont pas à disparaître.

OBSERVATION XV. — (Gross, 1885.) — Enfant de un mois et demi. Angiome
cutané occupant l'extrémité du lobule nasal. 2 séances d'électrolyse. Le
courant, trop fort pour un enfant si jeune, produit deux fois des eschares.
L'affection guérit, mais il reste une cicatrice déprimée du lobule.

OBSERVATION XVI. — En octobre 1885, MM. les docteurs Lallement, de
Nancy, et Remy, de Dombasle, présentent à M. Gross, une fillette de 4
ans, la jeune L..., de Dombasle, atteinte d'un angiome considérable occupant toute l'étendue et toute l'épaisseur de la joue gauche ; la joue est fortement tuméfiée et refoulée en dehors ; on y aperçoit de nombreuses petites
veinules variqueuses. La muqueuse jugale est envahie dans toute son étendue

par la télangiectasie ; elle est refoulée vers la bouche, bleu-noirâtre, inégale et forme hernie en dehors de la bouche. En arrière, la maladie s'étend au pilier du pharynx et jusque sur la muqueuse de la voûte palatine. A la palpation on a la sensation d'un paquet variqueux. Par les cris la tumeur gonfle et atteint un volume considérable. Une quinzaine de séances d'électrolyse produisent une amélioration très notable. La muqueuse se rétrécit et ne prolabe plus entre les lèvres ; la tuméfaction de la joue a notablement diminué et celle-ci n'est guère plus volumineuse que celle du côté opposé.

Les parents très satisfaits du résultat obtenu se refusent à continuer le traitement.

OBSERVATION XVII. — (*Revue. méd. de l'Est*. Compte rendu de la clinique chirurg. du professeur Gross, par M. Vautrin, interne du service 1885.)

Trois enfants ont été traités pour des tumeurs érectiles ou angiomes. L'un (obs. XV) était atteint d'un petit angiome sous-cutané, du volume d'une noisette, situé sur la ligne médiane du front, immédiatement au-dessus du nez ; l'autre (obs XVI) (1) montrait derrière l'angle gauche de la mâchoire inférieure, sur la partie du cou, une télangiectasie diffuse ; le troisième, une tumeur érectile de la lèvre supérieure. Chez les deux premiers, un traitement par l'électrolyse, appliqué en plusieurs séances, d'après la méthode Monoyer, amena rapidement la guérison. Chez le troisième, ce même moyen thérapeutique eut pour effet d'arrêter les progrès du mal et de faire diminuer très sensiblement la tumeur du côté des téguments, mais à mesure que celle-ci disparaissait sur la face externe de la lèvre, elle augmentait vers la muqueuse. Comme elle était bien limitée, M. Gross eut recours à l'extirpation. (Voir chap. V.)

OBSERVATION XVIII. — La jeune K..., âgée de 7 ans, adressée en juin 1886, à M. Gross, par M. le professeur Bernheim, présente sur la partie gauche de la lèvre inférieure un petit angiome de la grosseur d'un pois. En deux séances d'électrolyse, avec deux aiguilles chaque fois, à quinze jours de distance, la guérison est obtenue.

OBSERVATION XIX. — En juin 1886, la jeune X..., âgée de 4 mois, atteinte de tumeur érectile de la partie gauche de la lèvre supérieure de la grosseur d'une noisette, est traitée par l'électrolyse. En sept séances, la guérison est obtenue.

OBSERVATION XX. — Le jeune M..., âgé de 3 mois, présente une tumeur érectile de la partie droite de la lèvre inférieure. La tumeur est grosse comme une petite noisette. On le traite par l'électrolyse. Plusieurs séances

(1) Voir, pour le détail, notre obs. XIV.

sont nécessaires : la première, le 15 juin 1886 ; la deuxième, le 15 juillet. L'amélioration est très sensible. La guérison, à peu près certaine, n'a pu être constatée, l'enfant n'ayant plus été représenté à la clinique.

OBSERVATION XXI. — (Personnelle, 1886.) — B..., 10 mois, traitée par M. Gross pour une tumeur érectile du volume d'une châtaigne, située au niveau du vertex. Onze séances d'électrolyse. M. Gross circonscrivait chaque fois la base de la tumeur au moyen d'une dizaine d'aiguilles. Jamais de réaction fébrile. Guérison définitive.

OBSERVATION XXII. — (Personnelle.) — Enfant de 7 mois, fort et bien portant ; petite tumeur érectile de la largeur d'une pièce de 50 centimes, située à l'angle externe de l'œil gauche, occupant une partie de la paupière supérieure. Nombreuses séances d'électrolyse. Pas le moindre accident. Guérison complète.

Actuellement, nous avons en traitement deux autres enfants, l'un présente un nœvus cutané au-dessus de la commissure labiale droite sans accroissement depuis la naissance, et a déjà subi trois séances. Le nœvus a notablement pâli.

L'autre présente aussi un nœvus cutané occupant toute l'extrémité du nez et empiétant sur l'aile droite. De couleur violacée, il n'a encore subi qu'une séance, il n'est donc pas possible d'en constater les effets. Nous avons déjà parlé des trois tumeurs extirpées au thermo-cautère, et qui avaient été traitées sans succès par l'électrolyse en raison de leur développement rapide et de leur accroissement continuel. (Voir chap. V.)

CHAPITRE IV

De l'extirpation au bistouri.

Procédé primitif de traitement des tumeurs érectiles, l'extirpation au bistouri, en quelque sorte noyée sous le flot des nombreuses méthodes imaginées dans la première moitié de ce siècle, regagne aujourd'hui le terrain perdu et tend même à se substituer aux autres procédés.

Cette évolution, qui est le fruit de l'expérience autant que la conséquence des progrès de la chirurgie, et que nous avons déjà signalée à la fin de notre historique, suffirait à elle seule à prouver la supériorité de ce mode de traitement.

Après avoir essayé successivement de tous les autres, les chirurgiens semblent y avoir renoncé, excepté peut-être à l'électrolyse, pour revenir à une méthode rapide et sûre dans son exécution, fidèle dans ses résultats.

En effet, le vice fondamental des procédés que nous avons étudiés dans le chapitre précédent est la longueur, l'incertitude ; on agit à l'aveugle, l'opération et ses suites sont en quelque sorte livrées au hasard. On cautérise, on lie, on injecte sans trop savoir ce que l'on fait et où l'on va et Chassaignac dit avec raison (*Traité de l'écrasement linéaire*, t. II. p. 519) : « Toute méthode, dans la mise à exécu-
« tion de laquelle la vue ne peut pénétrer intérieurement
« sur la limite des tissus sains et des tissus malades, toute
« méthode qui ne donne pas lieu à des coupes sur la sur-

« face desquelles on soit à même de constater si les limites
« de la tumeur sont dépassées ou non, n'offre aucune certi-
« tude absolue touchant la destruction complète des tissus
« érectiles. »

Et plus loin : « Il m'a toujours paru téméraire d'avancer
« que la transformation artificielle d'une tumeur érectile
« en tissu fibreux ou cicatriciel était assez complète dans
« toutes les parties de la tumeur pour qu'on fût autorisé à
« affirmer qu'il y avait guérison radicale, pour qu'on ne
« craignît pas qu'après un certain temps d'étouffement,
« pour ainsi dire, quelques portions du tissu primitif ne re-
« prissent à une époque plus ou moins éloignée le dévelop-
« pement érectile un instant arrêté. »

La récidive, voilà toujours le danger, et, à ce point de
vue, on doit assimiler les tumeurs érectiles aux néoplasmes
malins tels que le sarcome ou le carcinome. De même que,
dans ces tumeurs, un chirurgien consciencieux s'attache à
tout enlever de façon à ne pas laisser la moindre parcelle
qui pourrait reproduire le néoplasme primitif, de même,
pour les tumeurs érectiles, on doit enlever tout absolument
sous peine de voir l'angiome se reformer dans un temps
plus ou moins long.

Cette destruction radicale exige un procédé qui permette
de suivre à ciel ouvert, lobule par lobule, toutes les parties
de la tumeur, « car il n'est pas une de celles-ci qui ne puisse
jouer spécialement le rôle de point initial ou propagateur, il
n'en est pas une qui ne possède en elle-même toutes les propriétés de l'ensemble. » (Chassaignac.) Or, parmi les procédés que nous avons étudiés jusqu'ici, en est-il un seul
qui satisfasse à ces conditions, grâce auquel on puisse affirmer avoir enlevé ou détruit jusqu'à la dernière parcelle du
tissu érectile ? Nous n'en avons point trouvé, pas même
l'anse galvanique ou l'écraseur. Il est évident qu'on ne peut

obtenir le résultat exigé que par une dissection attentive du tissu érectile, par la séparation fibre par fibre du tissu sain et du tissu malade, c'est-à-dire par l'emploi de l'instrument tranchant, bistouri, ciseaux et surtout la lame du thermo-cautère. Nous ne parlerons pour le moment que de l'extirpation au bistouri.

Les règles de cette opération sont énoncées par Sédillot dans la *Gaz. méd. de Strasbourg*, 1868, p. 30 : « Il faut, dit-il, « attaquer toujours ces tumeurs à une certaine distance de « leur tissu vasculaire spongieux pour ne pas être exposé à les « blesser. On doit, en outre, rechercher quelle est l'origine « des gros vaisseaux, afin de les découvrir et de les lier en « premier lieu. La tumeur s'affaisse, se tasse, et la dissec-« tion en devient moins dangereuse. »

Ce principe fondamental avait déjà été formulé par J.-L. Petit ; il est le même d'ailleurs que celui de l'extirpation de toute tumeur sujette à récidive.

Mais ici il y a une autre raison ; il est vrai qu'en se tenant à une certaine distance du tissu érectile, on risque beaucoup moins d'en laisser une portion, mais aussi on se met plus sûrement à l'abri de l'hémorrhagie, car, plus on s'éloigne de la tumeur, plus la vascularisation diminue, ou tout au moins se localise, et, au lieu d'avoir affaire à une hémorrhagie profuse, toujours difficile à arrêter, on n'a plus à s'inquiéter que de la ligature de quelques troncs vasculaires.

A part cette particularité, l'extirpation au bistouri se fait comme toute dissection en général.

Il y a cependant deux manières de procéder : l'une rapide, qui consiste à enlever immédiatement et le plus vite possible la tumeur, puis à s'occuper seulement après de l'hémorrhagie.

L'autre, lente, consiste à disséquer fibre à fibre, pinçant et liant les vaisseaux à mesure qu'ils donnent.

Sans vouloir imposer notre manière de voir, il nous semble que la première méthode est défectueuse en ce sens que, quelque rapide que soit l'opération, la perte de sang doit être considérable, puisqu'elle se fait sur tous les points à la fois, d'autant plus que les vaisseaux avoisinant une tumeur érectile sont toujours plus volumineux qu'à l'état normal. Puis quand, après l'ablation de la tumeur, on procède à l'hémostase, la perte de sang continue à se faire pendant qu'on recherche et qu'on pince les vaisseaux.

Enfin, au point de vue de l'opération même, il est fort difficile, quand le sang coule de toutes parts et inonde la plaie, quand de plus on est obligé par cela même d'aller vite, de voir où l'on est et de faire une dissection rigoureuse : ou bien on va trop loin de la tumeur et l'on a une plaie plus grande qu'il ne faudrait, ou l'on s'en rapproche trop et l'on risque alors de tailler en plein dans le tissu érectile, ce qui augmente encore l'hémorrhagie et expose le chirurgien à laisser quelque portion de la tumeur, qu'il sera forcé d'enlever après coup.

Nous croyons que l'extirpation d'une tumeur érectile, avec quelque instrument que ce soit, doit se faire lentement, minutieusement. Il faut que toujours le chirurgien sache où il est. Pour cela, il faut pincer les vaisseaux à mesure qu'ils se présentent et ne porter le bistouri que sur une surface bien nette, non voilée par le sang, sur laquelle on distingue facilement les divers tissus.

L'opération est peut-être longue, mais elle est sûre.

Le manuel opératoire varie un peu, suivant que la tumeur est pédiculée, circonscrite ou diffuse.

Lorsqu'elle est pédiculée, ce qui est excessivement rare, rien de plus simple ; cependant il faut toujours se méfier du pédicule, qui peut être et qui est presque toujours très vasculaire. Il est prudent alors de l'enserrer entre les mords d'une pince hémostatique de forme convenable, puis seulement de sectionner et de lier les orifices vasculaires avant de relâcher la pince. On peut encore le lier au préalable par une ligature entortillée.

Ces cas sont d'ailleurs très rares.

Lorsqu'elle est diffuse, la règle de J.-L. Petit et de Sédillot est alors de rigueur absolue; il faut rester en dehors des tissus malades, on a déjà assez de sang sans aller tailler dans le tissu érectile; mais, lorsqu'elle est nettement circonscrite, on peut déroger un peu à cette règle, car ces tumeurs circonscrites sont entourées d'une atmosphère celluleuse, qui permet de les énucléer en les rasant de très près, à la façon d'une tumeur bénigne.

Quant aux variétés cutanée et sous-cutanée, nous n'avons rien de particulier à en dire, puisque l'important est de savoir si elles sont diffuses ou circonscrites.

Il est bien entendu que, tout en observant les règles opératoires ci-dessus énoncées, on doit toujours se préoccuper de la cicatrisation et prendre ses mesures de façon à obtenir une cicatrice aussi peu nuisible que possible, ou à rendre praticable une opération autoplastique immédiate ou ultérieure.

Le pansement est très simple, c'est celui des plaies ordinaires par la méthode antiseptique.

Tel est en lui-même le procédé de l'extirpation au bistouri. Voyons maintenant quelle est sa valeur dans le traitement des angiomes, quelles sont ses indications et contre-indications, ses avantages, ses inconvénients, ses dangers.

Nous connaissons déjà l'opinion de Chassaignac sur l'extirpation en général. « En principe, dit-il, je la préfère à

« toute autre méthode, et, toutes les fois qu'une tumeur
« érectile est d'un volume peu considérable, surtout si elle
« se trouve sur le trajet d'un vaisseau susceptible d'être
« comprimé efficacement pendant l'opération, j'en conseille
« et j'en pratique l'ablation. » (*Lot. cit.*, p. 526.)

Follin, de son côté (*Path. ext.*, t. I, 1861, p. 216), n'admet
l'extirpation que pour des tumeurs bien limitées, assez peu
étendues pour ne laisser après elles qu'une trace légère de
leur présence, et seulement dans les régions qui se prêtent
avec facilité à l'emploi des moyens hémostatiques.

Dans sa crainte de l'hémorrhagie, il proscrit l'extirpation
des tumeurs érectiles chez les jeunes sujets qui ne peuvent
résister ni à une grande perte de sang, ni à une suppuration
abondante. (Voir obs. Gross, 1885, à la fin de ce chapitre.)

Il en résulte que l'extirpation ne serait applicable qu'à un
nombre bien restreint de tumeurs. Nous verrons s'il en est
ainsi et si surtout l'hémorrhagie et la suppuration sont encore
autant à craindre qu'à l'époque où Follin écrivait ces lignes.

Broca (*Traité des tumeurs*, 1866, t. II) est encore plus
pessimiste que Follin ; il réserve l'extirpation « pour certains
cas plus ou moins exceptionnels », il la regarde comme un
pis-aller et préfère, en général, les procédés qui agissent en
modifiant la tumeur.

De concert avec Giraldès (*Leçons cliniques*, 1869), il redoute
la phlébite comme conséquence de l'extirpation, lorsque la
tumeur renferme un grand nombre de veines volumineuses.

Voilà de graves accusations, mais rappelons encore une
fois qu'elles ont été formulées à une époque où l'on ne dis-
posait pas encore des moyens que nous pouvons aujourd'hui
mettre en œuvre. Depuis lors, les observations se sont mul-
tipliées, et l'on peut aujourd'hui porter sur l'extirpation un
jugement plus favorable, basé sur des faits plus nombreux,
puisqu'à l'époque où écrivaient Follin, Broca, Giraldès, etc.,

l'extirpation était à peu près abandonnée. Ils n'avaient, pour appuyer leur dire, que des faits déjà anciens, peut-être mal observés ou mal relatés, et il est remarquable qu'aucun d'eux n'apporte un seul cas qui corrobore son opinion.

Voyons tout d'abord si l'extirpation est applicable à un nombre si restreint de cas, voyons en un mot ses indications et contre-indications.

Tout d'abord l'hémorrhagie constitue chez les enfants un danger extrême lorsque la tumeur a une certaine étendue, que l'enfant est jeune, et alors même qu'il n'y a aucun symptôme d'hémophilie, diathèse que l'on rencontre assez souvent chez eux.

Le jeune âge du malade et le volume de la tumeur sont donc des contre-indications absolues à l'extirpation au bistouri. Il n'en est pas de même chez l'adulte, chez qui on a appris à ne plus compter, pour ainsi dire, avec cet ennemi que l'on maîtrise si facilement à l'aide des pinces hémostatiques, surtout si l'on procède lentement. Qu'on lise attentivement les observations publiées dans ces derniers temps, et l'on verra que l'hémorrhagie a été presque toujours insignifiante, et, si quelquefois elle a été abondante en raison du volume de la tumeur, elle ne l'a cependant jamais été assez pour compromettre un instant la santé, non pas même la vie du malade. Il est donc inutile d'insister plus longtemps sur ce point, qui est cependant le principal : les faits ont une autre éloquence ici que tous les arguments. .

Nous croyons que l'extirpation est contre-indiquée, relativement au siège de la tumeur, quand celle-ci occupe une muqueuse profondément située comme celle de l'arrière-cavité buccale. On comprend, en effet, que la difficulté que l'on éprouve alors pour le maniement des instruments, la vision nette du champ opératoire, le pincement et la ligature des vaisseaux, que, d'autre part, la production d'une cicatrice amenant à sa suite un rétrécissement contre lequel rien ne pourrait lutter, qu'on ne peut pas pallier par une autoplastie, font qu'un chirurgien prudent s'abstiendra de tenter l'extirpation de pareilles tumeurs.

Elle est encore contre-indiquée pour les angiomes occupant les paupières dans toute leur épaisseur, ou leur voisinage immédiat ; non pas qu'il y ait ici danger dans l'opération même, mais la cicatrice consécutive à l'opération causerait la perte inévitable des fonctions si importantes des paupières et, par suite, celle de l'œil, et nos procédés autoplastiques ne permettent pas toujours de refaire en entier une paupière disparue.

En un mot, nous regardons l'extirpation comme contre-indiquée, chaque fois qu'elle entraîne la suppression d'un organe à la perte duquel l'autoplastie ne peut pas remédier.

Nous avons cité les paupières, citons encore les joues quand elles sont prises dans toute leur épaisseur et sur une grande étendue, la paume de la main en raison de la difficulté que l'on éprouve à en corriger les rétractions cicatricielles.

A part ces cas spéciaux, et ils ne sont pas nombreux, l'extirpation au bistouri est applicable à toutes les tumeurs érectiles de n'importe quelle région, à moins bien entendu qu'elles n'aient un volume énorme, parce que, partout ailleurs que sur les points indiqués ci-dessus, ou bien la cicatrice ne cause aucune gêne, ou bien l'autoplastie peut remédier à une perte de substance ou à une déviation.

Nous citerons, comme exemple, l'observation suivante empruntée à la *Revue des sciences médicales de Hayem*, (Fasc. I, p. 303, 1886, Luening.)

OBSERVATION. — Enfant mâle, âgé de 9 mois. Six mois auparavant, début sous forme de tache bleuâtre à la pointe du nez. Actuellement, l'angiome a atteint les dimensions d'une pièce de 2 fr. et fait saillie dans les narines, dans la droite surtout. Chloroformisation et tamponnement des deux cavités nasales qu'il faut ouvrir. Ablation de la tumeur en conservant une étroite lisière encore intacte des ailes du nez. Luening dut enlever la partie la plus élevée de la cloison membraneuse et des fragments des cartilages latéraux. Hémorrhagie relativement considérable.

. La perte de substance était trop grande pour qu'on pût la recouvrir convenablement, soit au moyen du reste de la narine et de la joue, soit à l'aide de la peau de la face dorsale et de la racine du nez.

Aussi Luening disséqua-t-il un lambeau frontal oblique avec pédicule à l'angle interne de l'œil gauche. Suture du lambeau et fermeture de la plaie frontale avec la soie. Désinfection et pansement au bismuth. Réunion par première intention. Dès le cinquième jour, enlèvement de toutes les sutures. Le résultat est des plus satisfaisants au point de vue esthétique. Les narines sont bien perméables et spacieuses, la légère asymétrie se corrigera encore par la rétraction du lambeau et la croissance de la cloison cartilagineuse.

La vascularisation des tumeurs érectiles n'est pas une contre-indication à l'extirpation, tout au moins chez l'adulte, contrairement à ce que nous avons vu au sujet des injections coagulantes; en effet, on extirpe avec succès, au bistouri, des anévrysmes cirsoïdes: la thèse de M. Guillemin renferme une foule d'observations de ce genre. A plus forte raison, peut-on extirper des angiomes dont la vascularisation, quelque développée qu'elle soit, n'est pas comparable à celle de ces tumeurs.

Nous avons déjà vu que la nature *diffuse* de la tumeur n'était pas toujours un obstacle à l'extirpation.

La situation profonde de l'angiome, au-dessous des téguments, n'en est pas un non plus; les deux observations suivantes, empruntées à la thèse de Dupont (Paris, 1874), en font foi.

OBSERVATION. — 1o (Campbell, de Morgan). — Jeune fille de 10 ans. Tumeur érectile de la jambe gauche, du volume d'un œuf de poule, située juste au-dessous du creux poplité, semblant siéger sous le fascia. Extirpation au bistouri. Elle était située dans l'épaisseur des muscles gastrocnémiens. Pas d'hémorrhagie, guérison complète après quinze jours.

Observation. — 2ᵈ (*Ibid.*). — Tumeur semblable, du volume d'une noix, située dans l'épaisseur du droit antérieur chez une femme de 40 ans. Extirpation. Guérison.

L'extirpation est souvent possible, malgré l'étendue de la tumeur ; voici à ce propos l'observation de M. Poulet, professeur agrégé au Val-de-Grâce, *in Bull. de la Soc. de chir. de Paris*, 1883, p. 914, et que nous avons déjà citée au sujet des injections de perchlorure.

Observation. — H..., 30 ans. Constitution robuste. Traumatisme de la région auriculo-temporale gauche. Formation d'une tumeur pulsatile avec bruit de souffle perçu par le malade. Cette tumeur s'accroît pendant 7 ans. En 1883, tumeur double occupant la région auriculo-temporale et une partie du pavillon de l'oreille. 7 injections de perchlorure de fer, accompagnées de la ligature de la temporale. Attaques épileptiformes. Menaces de syncope, céphalalgie. Insuccès. Extirpation au bistouri. Hémorrhagie abondante. Pansement antiseptique ; bourgeonnement régulier. Guérison complète et définitive au bout d'un mois et demi.

Voir aussi l'observation de M. Sédillot que nous rapportons à la fin de ce chapitre.

Enfin, l'âge du malade ne contre-indique pas toujours l'opération. Nous voyons en effet, dans notre observation empruntée à Hayem et rapportée précédemment, que l'extirpation fut pratiquée avec succès sur un enfant de neuf mois et pour une tumeur étendue. Mais hâtons-nous de dire que c'est là une exception et que, dans la majorité des cas, on doit recourir à un autre moyen.

Nous venons de voir les cas où l'extirpation est seulement indiquée, mais il en est d'autres où elle s'impose, où il y a indication formelle à l'opération. C'est lorsqu'on a affaire à des tumeurs érectiles présentant un développement rapide, un accroissement continuel, ou qui, après être restées longtemps stationnaires, se mettent tout à coup, sous une influence quelconque, la plupart du temps inconnue, à augmenter de volume, et deviennent le siège de battements. Elles se transforment en tumeurs cirsoïdes, pour ainsi dire sous les yeux de l'observateur.

L'extirpation est encore formellement indiquée quand il se fait, sur une tumeur superficielle, une ulcération, soit spontanée par amincissement progressif des téguments, soit provoquée par une intervention quelconque.

Cette ulcération devient ordinairement le siège d'hémorrhagies qui, par leur répétition, et quelquefois leur abondance, affaiblissent le malade et peuvent mettre sa vie en danger. Là il faut aller vite. Les autres traitements, alors même qu'ils seraient applicables, n'arriveraient pas à temps à produire un effet salutaire. L'extirpation seule, en enlevant rapidement la cause du mal, peut sauver le malade; et M. Tillaux, qui n'est cependant pas grand partisan de l'extirpation, dit dans la *Revue de chir.* de 1881, p. 768: « Il faut « extirper les tumeurs cirsoïdes quand elles sont ulcérées, et « j'ai traité ainsi une tumeur cirsoïde de la fesse. » Ce qu'il dit des tumeurs cirsoïdes est parfaitement applicable aux tumeurs érectiles proprement dites.

Nous posons donc en règle générale que toute tumeur érectile ayant résisté à d'autres traitements, notamment à l'électrolyse, doit être extirpée, car, à un momont donné, elle peut prendre un développement anormal, se transformer, s'ulcérer, en un mot devenir un danger pour le malade. On en a vu qui sont devenues le siège d'une production maligne, en particulier, du sarcome.

Telles sont les indications et contre-indications de l'extirpation au bistouri. On peut voir qu'elle a déjà sur les autres méthodes ce grand avantage d'être applicable à la majorité des cas (exception faite pour l'électrolyse). De plus, elle est rapide dans son action, fidèle dans ses résultats.

On est toujours sûr que l'on enlève la tumeur sans en rien laisser, et l'on prévient ainsi toute récidive.

La guérison est très rapide ; on n'a qu'à consulter les observations que nous rapportons au cours de ce chapitre, pour voir que, dans les cas les plus graves, la guérison ne se fait pas attendre plus d'un mois et demi. Le traitement post-opératoire est extrêmement simple. Enfin, les suites de l'opération, au point de vue du fonctionnement des organes ou de l'esthétique, sont pour ainsi dire sous la dépendance de l'opérateur. Car il est toujours possible, sauf les exceptions que nous avons signalées, d'obtenir, grâce à la précision de l'opération, une cicatrice telle qu'elle ne gêne en rien le fonctionnement des organes voisins, ou, si cette gêne est inévitable, qu'on puisse y remédier par une opération autoplastique.

La nécessité d'une seconde opération est, nous l'avouons, une complication de l'extirpation, mais, en somme, bien légère et suffisamment compensée par les beaux résultats que l'on obtient souvent.

Voilà, certes, des avantages incontestables ; ils n'avaient pas dû être méconnus des premiers chirurgiens qui ont employé l'extirpation, et, pour que celle-ci soit tombée pendant si longtemps dans le discrédit, il fallait que ces avantages fussent effacés par bien des inconvénients et bien des dangers. Il faut dire aussi que l'on s'était engoué des méthodes inventées ultérieurement et que cet enthousiasme n'a pas peu contribué au dénigrement de l'extirpation. Il a fallu tous les insuccès et accidents causés par ces méthodes, tous les progrès accomplis par la chirurgie pour qu'on en vînt à envisager l'extirpation sous un jour moins sombre.

Nous avons parlé plus haut de l'hémorrhagie. Certains chirurgiens, entre autres Giraldès et Broca, font de la phlébite le second grand danger inhérent à l'extirpation, en raison des connexions veineuses des tumeurs érectiles. Mais, outre qu'ils ne citent aucun fait à l'appui de cette assertion, en quoi la phlébite est-elle plus à redouter ici, avec la méthode antiseptique, que dans une amputation de cuisse, par exemple, où l'on ouvre cependant des bouches veineuses autrement considérables que celles qui avoisinent les tumeurs érectiles? Et cependant cet accident est tellement rare qu'on n'y songe même pas. D'ailleurs, ce danger existe aussi bien pour les autres procédés, en particulier pour les caustiques que pour l'extirpation. Nous en dirons autant de l'inflammation, de la suppuration, qui peuvent se produire à la surface de la plaie, quand on n'a pas pu en réunir les lèvres. Avec un pansement bien fait, ces deux facteurs sont réduits à leur minimum et ne présentent pas grand danger.

Nous nous sommes déjà expliqué précédemment sur l'inconvénient dû à la perte de substance et à la cicatrice qui en résulte : nous avons vu que, pour les tumeurs opérables, c'est-à-dire pour la majorité, la perte de substance et la cicatrice consécutive peuvent être délimitées, ou conduites de telle sorte qu'une opération autoplastique puisse y remédier.

Voilà à quoi se réduisent les immenses dangers et les grands inconvénients de l'extirpation au bistouri, et nous sommes ici en communion d'idées avec MM. Trélat, Despros, Verneuil, Richelot, Terrillon, Terrier, etc.

Mais, comme des idées doivent toujours être appuyées sur des faits, nous ajouterons ici quelques observations à celles que nous avons déjà relatées au cours de cet article :

(Chassaignac, *Traité de l'écrasement linéaire*, 1856, t. II). — Tumeur érectile siégeant à la lèvre supérieure chez un enfant de 18 mois et opérée par excision.

Enfant de 18 mois. Bonne constitution. Au côté droit de la lèvre supérieure, tumeur du volume d'une grosse noisette se gonflant et devenant tur_

gescente pendant les cris. Battements isochrones à ceux du pouls.
— 4 novembre 1847, extirpation au bistouri, hémorrhagie peu abondante.
Trois ligatures. Suture comme pour bec de lièvre. Guérison complète en
quinze jours.

(*Ibid.*) — Tumeur érectile congénitale siégeant à la main et coexistant
avec une tache cuticulaire congénitale répondant au centre de la tumeur.

Jeune homme de 16 ans. — Petite tache violacée cuticulaire de la grandeur d'une lentille au niveau du bord interne de l'articulation métacarpo-
phalangienne du cinquième doigt de la main droite. Elle resta sans développement aucun jusqu'à l'âge de 10 ans. Développement à partir de ce
moment, très lent d'abord, plus rapide dans les deux dernières années.
Aujourd'hui tumeur érectile veineuse du volume d'une noisette aplatie. Pas
de battements. Molle, dépressible.

25 avril 1851. — Excision. Une seule ligature. Guérison définitive en
quinze jours.

(*Ibid.*) — H..., 29 ans. Récidive de tumeur érectile à la partie supérieure
de l'épaule droite sur le trajet du bord supérieur du trapèze, de la longueur
du doigt. 25 juin, excision au bistouri. Pas de fièvre. 7 juillet, cicatrisation
définitive.

(*Gaz. méd. de Strasbourg*, 1868, p. 30, Sédillot. — Observ. de M. Gross.)
— Tumeur érectile très volumineuse de la région thoracique droite. Bruits
de souffle et mouvements d'expansion très prononcés. Obstacles apportés
aux mouvements du bras droit et aux travaux mécaniques du malade. —
19 juin 1867, extirpation au bistouri, la plaie mesure 17 et 18 centimètres
et demi. Cicatrisation régulière. Guérison définitive 20 jours après.

(*Th. de Paris*, 1874, Dupont. — Syme. Edinburg, *Monthly-Journal*.) —
Le sujet de cette observation portait depuis longtemps une tumeur érectile
au côté externe de la jambe, au-dessous du genou. Cette tumeur se rom-
pit, devint plus grande et fut le siège d'hémorrhagies abondantes et répétées.
Au moment où le malade se décida à venir demander l'intervention du professeur Syme, on voyait une plaque saillante et pâle de 4 pouces et demi
de long sur trois de large : au centre existaient deux petites ouvertures
irrégulières et ulcérées par lesquelles l'écoulement sanguin paraissait avoir
lieu.

Autour de la tumeur, Syme pratique deux incisions demi-elliptiques qui
l'isolent complètement. Dissection des parties malades ; bandage roulé et
compression. Guérison rapide.

(*Bull. de la Soc. de Chir. de Paris*, 1881, p. 637, Richelot.) — Observation mentionnée au sujet des injections coagulantes.

Emilie B..., 27 ans, entre à la Pitié le 30 août 1878. Depuis sa naissance, elle porte à la partie postérieure du cou une tumeur érectile. Longtemps stationnaire, cette tumeur a grossi depuis six ans et depuis cinq ans est devenue pulsatile. Elle occupe la ligne médiane immédiatement au-dessous de l'implantation des cheveux, elle fait une saillie prononcée et mesure 14 centimètres dans le sens vertical et 11 centimètres d'un côté à l'autre. Trois injections de perchlorure sont pratiquées du 28 août au 20 septembre et sont suivies de fièvre, céphalalgie, sueurs, adénite, ulcération avec écoulement sanguin, enfin d'*embolie pulmonaire*. Aucun résultat.

21 octobre. — M. Verneuil procède à l'extirpation combinée à l'écrasement linéaire. Hémorrhagie relativement peu abondante. Cicatrisation à plat sans aucun accident. La malade, entièrement guérie, quitte l'hôpital dans les premiers jours de décembre.

(Ibid.) — Angiome pulsatile de la région fronto-pariétale. Extirpation. Guérison.

P..., 27 ans, entre à la Pitié, le 9 décembre 1874, pour se faire débarrasser d'une tumeur qu'il porte au front depuis l'âge de 12 ans. Le front est sillonné de veines énormes et une tumeur grosse comme un œuf occupe sa partie supérieure et empiète sur le cuir chevelu. Sur les téguments amincis on voit une ulcération large d'un centimètre qui verse un peu de sang et de pus. Battements expansifs très énergiques. Se continue en arrière sans démarcation précise avec le cuir chevelu qui paraît légèrement soulevé. Veines périphériques nombreuses et très dilatées. Dissection pénible. Hémorrhagie assez abondante. Néanmoins aucun accident. Cicatrisation complète et solide. Guérison.

(Bull. de la Soc. de chir. de Paris, 1883, p. 897, Delens.) — Jean P..., 22 ans, porte à la joue droite une tumeur qui s'est développée depuis deux ans sans cause appréciable. Elle a le volume d'une grosse amande et est située dans l'épaisseur de la joue entre la peau et la muqueuse. — Diagnostic : Angio-lipome. — Ablation par le bistouri et les ciseaux. Réunion par première intention. Réaction modérée. Hémorrhagie peu abondante, point de ligatures. Guérison en huit jours.

(Revue méd. de l'Est, 1885, p. 331.) — Angiome circonscrit de la tempe gauche. Extirpation. Guérison.

Adolphe V..., 16 ans, entre le 4 février 1884. Angiome circonscrit de la tempe gauche de la grosseur d'une amande. Le début de la petite tumeur remonte à l'enfance : accroissement marqué depuis quelques mois. Le 6 février extirpation au bistouri par M. Gross, réunion de la plaie au catgut. Gaze iodoformée ; pansement compressif avec du coton salicylé. Le pancement est levé le dixième jour après l'opération ; on trouve la guérison effectuée.

Extirpation par le bistouri. — (Gross, 1885.) — Emma L..., petite fille de 13 mois, de Lunéville, est envoyée le 27 juillet 1886 à M. Gross, par M. le docteur Job, de Lunéville. Elle porte sur le dos, dans la partie droite de la région interscapulaire, un angiome de la grosseur d'une pomme d'api, saillante au-dessus du niveau de la peau, mais largement insérée par sa base ; les téguments sont envahis par la télangiectasie et d'un rouge foncé. La tumeur, au dire des parents, présente un accroissement progressif. — Elle a été atteinte, il y a quelques semaines, par un léger traumatisme ; il en est résulté une petite écorchure et une hémorrhagie assez notable difficilement arrêtée par des applications d'amadou.

M. Gross propose l'extirpation de la tumeur. Celle-ci est pratiquée avec le bistouri. Malgré toutes les précautions, l'opération a provoqué un écoulement hémorrhagique abondant et l'opération a été suivie d'un état syncopal grave et inquiétant qui heureusement n'a pas eu de suite.

La plaie opératoire a facilement guéri et actuellement l'enfant jouit d'une bonne santé.

CHAPITRE V

De l'extirpation au thermo-cautère.

L'extirpation au thermo-cautère est une heureuse modification de l'extirpation au bistouri, c'est l'instrument tranchant rendu hémostatique ; ce mot en dit assez. Quoiqu'il paraisse avoir été employé par Verneuil en 1881, d'après un petit passage que l'on trouve dans la *Revue de chirurgie* de la même année (p. 768), puis par Le Dentu, en 1883 (*Th. de Paris*, Arragon ; voir notre obs. n° 1), ce procédé semble être passé inaperçu, car on n'en trouve aucune mention das les articles publiés sur le traitement des angiomes.

M. le professeur Gross l'a employé en 1884 (voir obs. n° 2)· L'observation a été publiée dans la *Revue médicale de l'Est* de 1885 sans éveiller l'attention des chirurgiens qui l'ont peut être considérée comme un fait accidentel. Espérons qu'en ajoutant deux faits nouveaux à ce premier, la méthode d'extirpation au thermo-cautère trouvera meilleur accueil auprès des praticiens auxquels nous la croyons destinée à rendre de grands services.

Nous savons, que récemment, elle a été employée avec succès par M. le professeur Weiss.

Bien que notre thèse inaugurale ait pour principal objet ce mode d'extirpation, nous avons cru devoir en faire en quelque sorte un chapitre annexe de l'extirpation au bistouri, en ayant soin de placer l'une à côté de l'autre ces

deux méthodes qui appartiennent au premier groupe de
M. Gross et dont la seconde dérive de la première. C'est
cette filiation qui nous a engagé à traiter l'extirpation au
bistouri, première en date, un peu plus longuement que le
sujet de notre thèse semblait le comporter, afin qu'en faisant de l'extirpation au thermo-cautère une simple modification de la méthode précédente, nous ne nous exposions
pas à des redites ennuyeuses.

En effet, tout ce que nous avons dit de l'extirpation au
bistouri, est applicable à l'extirpation au thermo-cautère,
nous n'avons, dans ce chapitre, qu'à exposer le manuel
opératoire de la méthode, mettre en relief certains avantages qu'elle possède sur l'extirpation au bistouri et que
l'on saisira mieux après la lecture du chapitre précédent,
que si nous avions fait de celui-ci un chapitre isolé sans
connexion aucune ; enfin, nous ferons suivre ces quelques
réflexions des observations malheureusement trop peu nombreuses que nous avons pu recueillir.

Manuel opératoire. — Pour extirper les angiomes on se
sert du couteau droit du thermo-cautère de Paquelin,
chauffé au rouge sombre et que l'on tient à la façon d'un
bistouri. M. Gross a fait construire un couteau plus étroit,
et plus mince que celui qui se trouve d'ordinaire dans les
boîtes à thermo-cautère. Il est d'un maniement plus com-
mode et produit une section plus nette.

Cela dit, voici comment on procède. Le malade étant
endormi, et le thermo-cautère apprêté ainsi que nous venons
de le dire, on circonscrit la tumeur par une double incision variable de forme suivant la disposition même de la
tumeur, et on dissèque celle-ci absolument comme avec un
bistouri, en allant lentement afin de produire une hémostase parfaite, rasant de très près la tumeur si elle n'est

pas circonscrite, mais restant dans l'atmosphère celluleuse qui l'environne si elle est circonscrite.

Si la peau qui recouvre quelquefois l'angiome est saine, on commence par l'inciser en croix ou en T à volonté, et on la récline de part et d'autre de façon à mettre à découvert la tumeur que l'on énuclée ensuite (obs. 4). La température du couteau ne doit jamais dépasser le rouge sombre, sans quoi il coupe et ne produit pas l'hémostase. Avec un peu d'attention, il est très facile de rester dans de justes limites, et si quelques vaisseaux donnent du sang, pas suite de la température trop élevée de la lame, on n'a qu'à les toucher avec celle-ci ramenée à une température convenable et, dans tous les cas, on doit toujours avoir sous la main quelques pinces hémostatiques pour parer à tout événement.

Il faut aller lentement dans la dissection de la tumeur ; ceci a le double avantage de produire une hémostase plus complète et de permettre au chirurgien de se mieux rendre compte de ce qu'il fait ; de plus, il faut avoir la précaution de suspendre de temps en temps l'opération pour appliquer sur la plaie une éponge mouillée, afin de refroidir les tissus et en particulier la graisse mise en fusion par la lame incandescente.

Tel est le manuel opératoire, très simple comme on le voit, de l'extirpation au thermo-cautère.

Le traitement consécutif, les suites de l'opération sont les mêmes que pour l'extirpation au bistouri.

Les cas où elle est applicable, ceux où elle ne l'est pas, les avantages sont identiques ; nous n'y reviendrons pas.

Enfin, les quelques inconvénients de la méthode précédente disparaissent presque tous grâce au thermo-cautère.

Ainsi l'hémorhagie est complètement supprimée, on opère pour ainsi dire à sec et, de ce fait, la dissection gagne en netteté et en précision puisque le champ opératoire n'est plus caché par le sang et que, d'autre part, l'opérateur peut aller aussi lentement qu'il veut.

Nous dirons même plus : par suite probablement du racornissement des tissus divisés, la tumeur semble s'énucléer d'elle-même, c'est ce que nous avons constaté dans nos deux observations.

Tandis qu'avec le bistouri il fallait, dans les cas de tumeur diffuse, se tenir à une certaine distance du tissu érectile, augmentant ainsi la perte de substance, avec le thermo-cautère, on peut raser d'aussi près que l'on veut la tumeur, on la sculpte en quelque sorte dans le tissu sain et on réduit ainsi, sans aucun danger d'hémorrhagie ou d'ablation incomplète, la perte de substance à son minimum.

Enfin, l'eschare mince et sèche qui se produit fait l'office d'un pansement occlusif aussi parfait que possible, qui permet la formation d'une couche protectrice de bourgeons charnus, sans exposer, à cause de sa minceur, à l'hémorrhagie secondaire et met ainsi à l'abri de tous les accidents possibles, suppuration, infection purulente, érysipèle, etc., etc.

La plaie se rétrécit très vite, comme si la section ignée constituait un stimulant énergique des éléments anatomiques destinés à produire les bourgeons charnus.

Le seul inconvénient de ce procédé, c'est que, en raison même de la nature de la section, on ne peut pas obtenir de réunion par première intention. Mais il n'y a pas là de quoi se plaindre, car, outre qu'il est bien rare que les tumeurs érectiles soient disposées de façon qu'on puisse, après leur ablation, réunir les lambeaux de la plaie, ce n'est là qu'un très minime inconvénient comparé à ceux des autres méthodes, et qui est largement compensé par les avantages du procédé.

L'extirpation est donc, en résumé, une méthode facile à employer, exempte de dangers, rapide dans son action, fidèle dans ses résultats et applicable à la majorité des cas, ce qui confirme l'idée que nous émettions dans notre introduction que, parmi tant de procédés divers, il en était un ou deux peut-être qui, sans être applicables à la totalité, pouvaient du moins être employés dans la majorité des cas.

Nous en avons trouvé deux : l'électrolyse et l'extirpation au thermo-cautère.

OBSERVATIONS

Nᵒ 1.

(*Th de Paris*, 1883, Arragon.) — Femme de 28 ans, portant sur le bord gauche de la langue une tumeur du volume d'un gros pois. Cette tumeur est couverte, dans toute son étendue, de saillies papillaires bleuâtres qui lui donnent l'aspect d'une petite framboise. La tumeur a été enlevée au thermo-cautère par M. Le Dentu ; après quoi, la malade rentre dans le service de M. Hillairet, et sort guérie au bout d'une dizaine de jours. Pas de récidive.

Nᵒ 2.

(*Revue méd. de l'Est*, 1885.) — Compte rendu de la clinique chirurg. du prof. Gross, par M. Vautrin, interne du service (p. 331, obs. XVII).

Angiome de la lèvre supérieure. — Extirpation à l'aide du thermo-cautère. — Guérison.

Le jeune Z..., Charles, âgé de 15 mois, entre à l'hôpital le 19 juillet 1884. C'est un enfant vigoureux et bien développé. Au dire de la mère, l'enfant, à l'âge de 4 mois, aurait été blessé, à la partie droite de la lèvre supérieure, par une tige en fer. Il en est résulté une petite plaie de la dimension d'un pois, qui saigna pendant assez longtemps ; la guérison fut extrêmement longue à obtenir ; pendant longtemps il persista une petite croûte. Enfin les parents aperçurent une petite tumeur rougeâtre, faisant saillie à l'extérieur et augmentant insensiblement de volume.

Jusqu'au mois de mars 1884, la petite tumeur était restée circonscrite dans les parties superficielles de la lèvre ; elle avait alors le volume d'une grosse noisette, était rouge, lobulée, bien limitée ; la peau qui la recouvrait était très fine, adhérente. On sentait des prolongements profonds dans la lèvre. A la surface, les lobules faisaient des petits reliefs tortueux, irréguliers. La tumeur bleuissait et augmentait sensiblement de volume pendant les cris de l'enfant. M. Gross fit successivement plusieurs séances d'électrolyse et l'on put constater, après deux mois de traitement, que la tumeur avait à peu près disparu sur la face externe de la lèvre. Par contre, elle était devenue saillante du côté de la muqueuse, et, malgré l'électrolyse appliquée en ce point, elle augmenta de volume progressivement.

19 juillet. — On sent, dans la lèvre supérieure, une petite tumeur faisant relief sur la face muqueuse, du volume d'une cerise, bien limitée, soulevant la lèvre à ce niveau et débordant très peu le rebord inférieur ; la tumeur ne paraît pas douloureuse à la pression ; elle est mollasse du côté de la muqueuse, dure vers la peau où existent des brides cicatricielles résultant de l'application de l'électrolyse. Elle mesure environ 15 millimètres de diamètre et s'étend de l'angle de la bouche jusqu'au milieu environ de la partie droite de la lèvre supérieure. Elle présente tous les caractères de l'angiome circonscrit.

Opération. — L'enfant est chloroformé, et deux pinces à forcipressure sont placées, l'une en dedans, l'autre en dehors, sur la lèvre, afin de faire une hémostase provisoire. La muqueuse est divisée à l'aide du thermo-cautère, parallèlement au bord libre de la lèvre et sur le sommet de la tumeur. On circonscrit successivement celle-ci qui s'énuclée facilement et ne laisse pas une perte de substance appréciable dans les parties molles. La perte de sang est insignifiante. Le lendemain de l'opération, la lèvre de l'enfant est tuméfiée et rouge. Les bords de la plaie se sont accolés et réunis par première intention. État général excellent. Le surlendemain, la rougeur a disparu et le gonflement notablement diminué. Au niveau de la plaie muqueuse existe une petite eschare qui se ramollit et se détache les jours suivants.

Le 23 juillet, la mère emporte son enfant de l'hôpital.

N° 3. (Inédite.)

Tumeur érectile de la lèvre supérieure. — Extirpation. — Autoplastie. —
G... (Clémentine), 17 mois. Adressée à M. Gross, par M. le docteur de Mirbeck, de Saint-Dié. Bien portante, pas d'antécédents héréditaires. Quinze jours après la naissance de l'enfant, la mère remarqua sur la ligne médiane de la lèvre supérieure, au point de jonction de la peau et de la muqueuse, une petite tache couleur lie de vin.

Cette petite tache s'étendit peu à peu et devint saillante ; la mère la compare à une petite cerise. L'enfant n'en était que peu gêné. Toutefois, comme la tumeur augmentait toujours, la mère alla consulter le docteur de Mirbeck et, au mois de mars 1886, M. Gross, commença une série de séances d'électrolyse. La tumeur était en voie de guérison, mais les séances furent interrompues du mois de septembre au mois de novembre, et la tumeur reprit un développement assez prononcé. Au mois de novembre, ou recommença l'électrolyse, mais sans résultat sensible. Au mois de décembre, puis au mois de janvier 1887, on fit trois injections interstitielles de liqueur de Piazza (5 gouttes chaque fois), il y eut une amélioration passagère, mais la tumeur recommença bientôt à croître et l'on se décida à une opération plus radicale.

Etat actuel. — *22 janvier 1887.* — L'enfant présente sur la ligne médiane de la lèvre supérieure une tumeur du volume d'une noix, saillante vers en haut, comprenant toute l'épaisseur de la lèvre, remontant en avant et en arrière jusqu'au cartilage de la sous-cloison du nez et mesurant deux centimètres et demi de largeur.

Cette tumeur est de couleur violacée, arrondie, lisse, à peine lobulée. Elle devient turgescente pendant les cris ; elle n'offre pas de battements. On voit à sa surface cutanée de petites cicatrices punctiformes, blanchâtres qui tranchent sur le fond, indices des piqûres électrolytiques.

Du côté de la muqueuse, la coloration violacée est plus accentuée, et on y voit se dessiner des veines nombreuses volumineuses, qui vont en s'irradiant du bord adhérent au bord libre de la lèvre. Sur les côtés la tumeur se confond insensiblement avec les parties molles voisines, consistance inégale, molle en certains points, dure en d'autres points, principalement vers la peau.

Diagnostic. — Tumeur érectile en partie diffuse.

Opération. — *20 janvier 1887.* — Chloroformisation. — On circonscrit à l'aide du couteau droit du thermo-cautère la tumeur par une double incision curviligne, on la dissèque lentement en rasant la limite du tissu sain et du tissu érectile et on finit par l'énucléer : hémorrhagie insignifiante.

Après l'ablation, il reste une solution de continuité en forme de cupule dont le fond est formé par la gencive même et la racine de l'épine nasale et dont les limites sont les mêmes que celles de la tumeur. C'est en somme un bec de lièvre simple, médian.

On bourre la cavité de gaze iodoformée. Pas d'hémorrhagie secondaire.

La malade quitte l'hôpital le 2 février. Elle revient le 16 mars suivant pour subir une opération autoplastique destinée à corriger le bec de lièvre.

Le travail de cicatrisation a rapproché les lèvres de la plaie primitive au point qu'il n'existe plus qu'une encoche un peu profonde plutôt qu'un véritable bec de lièvre ; la face muqueuse de la cicatrice adhère à sa partie supérieure à la gencive supérieure sous-jacente.

Opération complémentaire. — *10 mars.* — Chloroformisation. Avivement des surfaces et incisions libératrices par le procédé de Miraud. Deux épingles et deux points de suture, pour achever l'affrontement après destruction au thermo-cautère du tissu cicatriciel qui fixait la lèvre à la face antérieure de la gencive.

On place sur chaque joue des mèches à œillet enduites de collodion pour renforcer la suture et l'on passe dans les œillets la petite crémaillère de Deroubaix.

22 mars. — On retire les fils de suture, la réunion est parfaite.

28 mars. — On retire la crémaillère. La lèvre supérieure est presque normale. On aurait peine à reconnaître l'enfant.

31 mars. — La mère et l'enfant quittent l'hôpital.

5 mai. — Nous revoyons l'enfant, on reconnaît sur la lèvre les cicatrices de l'opération du bec de lièvre, mais celle-ci ne présente plus aucune difformité.

N° 4. (Inédite.)

Tumeur érectile de la joue. — Extirpation au thermo-cautère. Guérison.

Valère M...., 6 mois et demi, entre à la clinique le 11 mars 1887, adressé à M. Gross, par M. le professeur Saillard, de Besançon. Enfant bien constitué. Pas d'antécédents héréditaires. Trois semaines après la naissance, les parents remarquèrent, sur la joue droite, une petite tumeur de la grosseur d'une noisette, faisant à peine saillie à l'extérieur. Du côté de la cavité buccale on ne voyait rien et, au moment de la naissance, on n'avait rien remarqué d'anormal. Depuis cette époque, la tumeur a été en grossissant insensiblement.

État actuel. — *12 mars.* — La joue droite est plus saillante que la gauche. On voit, vers sa partie moyenne, une coloration violacée, disposée en marbrures, sur une étendue d'une pièce de 2 francs. La peau, à ce niveau, paraît amincie et fine.

A la palpation, on délimite nettement une tumeur assez dure, grosse comme une noix, située dans l'épaisseur même de la joue, faisant une saillie notable du côté de la muqueuse. Elle n'est pas turgescente ; on n'y sent pas de battements.

Diagnostic. — Tumeur érectile circonscrite.

Opération — *15 mars.* — Chloroformisation. Incision en T, de la peau, avec le couteau du thermo-cautère.

Enucléation facile de la tumeur, sans être obligé d'intéresser la muqueuse. Hémorrhagie insignifiante ; on pince deux petites artérioles. La plaie opératoire est bourrée de gaze iodoformée, puis, d'une petite éponge qui s'adapte mieux aux parties. La tumeur, ainsi enlevée, a la grosseur d'une noix et il existe, dans la joue, une cavité de forme et d'étendue correspondantes.

Dans la journée, aucune hémorrhagie ; l'enfant est gai et ne se plaint de rien.

On laisse l'éponge en place pendant deux jours ; l'enfant ne souffre nullement, il boit comme à l'ordinaire et dort bien.

18 mars. — La plaie bourgeonne régulièrement. L'enfant quitte l'hôpital le 25 mars, en voie de guérison.

En avril. — M. Gross eut occasion de revoir son petit opéré, qui était parfaitement guéri. A l'endroit où a existé autrefois la tumeur érectile, se remarquait une petite cicatrice déprimée.

CHAPITRE VI

Choix de la méthode et Conclusions.

Nous avons étudié successivement dans les chapitres précédents les principaux procédés de traitement des angiomes ; nous avons admis les uns, rejeté les autres : il nous reste maintenant à donner une vue d'ensemble de la thérapeutique des tumeurs érectiles et à indiquer d'une manière générale la marche à suivre.

Étant donnée une tumeur érectile, que doit faire le chirurgien ? Devra-t-il, en toute circonstance, appliquer le même mode de traitement suivant ses préférences personnelles, ou parce qu'il lui aura réussi auparavant dans un ou deux cas ? Évidemment non. Il doit être avant tout éclectique et subordonner sa conduite à diverses considérations qui sont en quelque sorte les données du problème à résoudre et à quelques principes généraux qui régissent toute la thérapeutique des angiomes, et que l'on peut ramener aux trois suivants : éviter l'hémorrhagie surtout chez l'enfant, et l'inflammation, obtenir une cicatrice, la plus petite possible ou facilement remédiable par l'autoplastie, prévenir la récidive. Chacun des procédés que nous avons étudiés remplit peut-être l'une de ces conditions mais se trouve en défaut quant aux autres. Il n'y a pas de méthode *unique et universellement applicable.*

Nous n'avons trouvé que deux procédés qui remplissent sinon toutes les conditions, au moins la plupart d'entre elles, l'électrolyse et l'extirpation au thermo-cautère. (Chap. III, parag. IV, et chap. V.)

La première, en raison de son innocuité, est applicable à tous les cas, mais si elle met à l'abri de l'hémorrhagie, si elle ne produit pas d'inflammation, pas de cicatrice, si même la récidive peut être dans une certaine mesure évitée, la méthode est souvent impuissante contre certaines tumeurs et force le chirurgien à recourir à une autre qui est ordinairement l'extirpation. Celle-ci, à son tour, ne remplit pas toujours les conditions exigées, souvent même elle est absolument impraticable (chap. IV). C'est que le chirurgien n'a pas à se préoccuper seulement de la tumeur en elle-même, il doit envisager sa structure anatomique, son siège, sa marche et l'état du sujet sur lequel elle s'est développée. Car, si, par exemple chez un adulte, l'hémorrhagie est souvent négligeable, on doit toujours chez l'enfant en tenir un grand compte, et tandis que l'extirpation n'offrira aucun danger chez le premier, elle ne sera pas praticable chez le second, quoique la tumeur à opérer se présente dans les mêmes conditions.

Le chirurgien doit donc, en définitive, pour chaque cas particulier, envisager toutes les considérations dont nous venons de parler et qui sont relatives au siège de la tumeur, à sa nature (diffuse ou circonscrite), à sa marche et à la constitution du sujet (chap. II). Ce n'est qu'après cela qu'il pourra choisir, sans parti pris, le mode de traitement compatible avec ces données.

Disons tout de suite que, dans tous les cas, on pourra toujours commencer par l'électrolyse, mais nous ne conseillons cependant ce moyen que pour les tumeurs stationnaires dans leur marche ou croissant très lentement, ou quand aucun autre n'est applicable.

Si, par exemple, la production érectile occupe, dans toute son épaisseur, un organe important que l'autoplastie ne puisse convenablement restaurer, tel que la paupière, une partie du nez, la joue dans une grande étendue ; ou si la cicatrice résultant d'une intervention active devait amener, par suite de sa situation au voisinage d'orifices naturels, des désordres fonctionnels graves, on doit s'abstenir de tout procédé d'extirpation quel qu'il soit, et se résoudre à employer des moyens plus lents, incertains, en particulier l'électrolyse dont nous venons de parler.

Si l'angiome est facilement pédiculisable sans que la perte de substance et la cicatrice ultérieure amènent la moindre gêne ou difformité, on peut recourir à l'anse galvanique. On y avait nécessairement recours avant l'invention du thermo-cautère. L'extirpation au thermo-cautère nous paraît certainement préférable, car elle met tout aussi bien à l'abri de l'hémorrhagie que l'anse galvanique : elle réduit la perte de substance et la cicatrice à leur minimum, elle ne détermine pas plus d'inflammation, elle est plus précise et prévient mieux toute récidive.

Pour les angiomes sous-cutanés, comme on peut conserver le tégument, on n'a pas à se préoccuper de la cicatrice, par conséquent on peut recourir tout de suite à l'extirpation.

Quant aux angiomes cutanés, en raison de la perte de substance la question est plus complexe.

L'extirpation est praticable quand l'angiome n'occupe pas une trop grande étendue du tégument, quand la cicatrice ne doit amener aucun résultat fâcheux, soit au point de vue fonctionnel, soit au point de vue esthétique ; c'est dire que

où nous avons proscrit toute intervention radicale. Pour les autres régions du corps, on a une plus large marge et il faut que l'angiome soit bien considérable pour que l'on s'abstienne. Nous ferons cependant une exception pour les tumeurs érectiles de la paume de la main qui exposent à des rétractions cicatricielles bien difficiles à corriger: on pourra alors recourir, soit à l'ignipuncture, soit à la galvano-puncture, soit plutôt à l'électrolyse.

Voilà pour le siège. Quant à la nature circonscrite ou diffuse de l'angiome, elle modifie peu le mode d'intervention. Cependant on doit recourir, de préférence, dans le cas de tumeur diffuse, aux procédés autres que l'extirpation, ce qui ne veut pas dire que celle-ci, surtout faite au thermo-cautère, doive être laissée de côté, loin de là.

Si maintenant nous considérons la marche des tumeurs érectiles, les indications opératoires deviennent plus nettes, et le choix de la méthode se restreint davantage. Les questions de siège et de nature passent au second plan, l'important à considérer est l'état stationnaire ou croissant de la tumeur.

Tant qu'elle est stationnaire ou que son accroissement se fait très lentement, on peut s'en tenir aux moyens relativement anodins tels que l'ignipuncture, l'électrolyse, etc. ; mais du moment qu'elle présente un développement rapide, un accroissement continuel, une tendance à envahir de proche en proche les tissus voisins, il n'y a plus à hésiter, on doit recourir immédiatement au seul moyen qui puisse enrayer les progrès du mal en supprimant le mal lui-même, c'est-à-dire à l'extirpation faite au thermo-cautère suivant les règles que nous avons énumérées (chap. V).

Telles sont les règles générales que nous croyons devoir poser pour le traitement des angiomes.

En somme, nous préconisons comme moyen de destruc-

l'extirpation ne doit pas être appliquée aux angiomes cutanés de la face, présentant une certaine étendue, alors même qu'ils n'occuperaient pas les points énumérés plus haut et tion indirecte l'électrolyse : nous admettons aussi l'igni-puncture, la galvano-puncture : comme moyen de destruction directe et totale, l'extirpation au thermo-cautère qui a rem placé avantageusement le couteau et l'anse galvaniques.

TABLE DES MATIÈRES

INDEX BIBLIOGRAPHIQUE

1783. — *Œuvres posthumes* de J.-L. Petit. t. I, p. 235.

1834. — Tarral. *Arch. gén. de méd.*, t. VI, p. 5, 206.

1851. — Guersant. *Bull. de la Soc. de chirurgie*, t I, p. 66.

1856. — Chassaignac. *Traité de l'écrasement linéaire*, p. 508-511-519-520-526-531.

1857. — Nélaton. *Union médicale*, p. 258.

1860. — Michel. *Gaz. méd. de Strasbourg*, n° 3, p. 39.

— — *Bull. de la Soc. de chirurgie, Paris*, p. 69.

1861. — Follin et Duplay. *Traité de path. ext.* t. I, p. 216-227.

1866. — Broca. *Traité des tumeurs*, t. II.

1868. — Herrgott. *Gaz. méd. de Strasbourg*, p. 66.

— — Gross. *Gaz. méd. de Strasbourg*, p. 30.

1869. — *Leçons cliniques de Giraldès.*

— — *Bull. de la Soc. de chirurgie de Paris.*

1869. — *Union méd.*, t. I, p. 731.

1870. — Broca. *Gaz. des Hôpitaux*, p. 183.

— — *Th. de Paris*. Dumbravenu.

1872. — *Th. de Strasbourg*. Reibel.

1873. — *Bull. de la Soc. de chirurgie*, t. II, p. 441.

— — *Th. de Nancy*. Tournéret. *(De l'angiome et de son traitement.)*

— — *Th. de Paris*. Monod. *(Des angiomes sous-cutanés.)*

— — *De la galvano-caustie thermique,* par Bœckel.

1874. — *Th. de Paris*. Dupont. Pignerol.

1876. — *Th. de Paris*. Dulion.

1876-77. — *Mém. de la Soc. de méd. de Nancy*, p. LXII-LXV.

1878-79. — *Revue méd. de l'Est*. Stœbel. *De l'électrolyse,* p. 34-42-78-137-145.

1881. — *Revue de chirurgie.* p. 768.

— — *Bull. de la Soc. de chir. de Paris*, p. 637.

1883. — *Bull. de la Soc. de chir. de Paris*, p. 897-913-914.

— — *Th. de Paris.* ARRAGON.

— — *Th. de Nancy.* GUILLEMIN. (*De l'anévrysme ursoïde de la tête.*)

1884. — *Gaz. méd de Paris*, p. 447 et 481.

1885. — *Revue méd. de l'Est* (Compte rendu clinique par M. VAUTRIN), p. 331-526.

1886. — *Revue des Sciences médic.* HAYEM, fasc. I, p. 303.

1887. — *Th. de Paris.* DIDIER. (*Contribution au traitement des angiomes.*)

Dictionnaire de Jaccoud. t. XIII, p. 743 (E. BŒCKEL).

CORNIL et RANVIER. *Traité d'histologie normale et pathologique.*

Nancy. — Imprimerie Paul SORDOILLET, 51, rue Saint-Dizier.